病棟 急変前 チェック帳

刊行にあたり

　院内急変対応に携わってきた中で最も重要と感じていることに，急変をした患者は必ずその前に何らかの異変が生じていることです．心肺蘇生にかかわるような急変ケースに限らず，患者の状態変化の多くは，急変する8時間前からその徴候が始まっていると言われています．そのため，些細な変化を見逃さないよう日々の観察は欠かせません．しかし，急変の前兆なのか判断に迷う症状や所見，あるいは判断の根拠が不明瞭といったケースで，医師や看護師，メディカルスタッフのコンセンサスのもとに治療・ケアが進まないことは決して少なくはないでしょう．

　本書は，急変前に起こり得る徴候，見過ごしてはいけない症状や，それが継続し急変に至るかもしれない状態を整理しています．もちろん，すべての情報を限られたページの中で取り上げるのは現実的に難しいため，その中でも特に重要と思われる項目を厳選しました．現場でよく使うスケールやガイドラインからポイントを抜き出し，ベッドサイドでサッとチェックできる帳簿として活用できるように構成しています．また，いち早く行動に移せるように，急変した際の対応として心肺蘇生をはじめ輸液・昇圧薬など含めた蘇生方法も掲載しています．

　本書は，『ICUケア 観察ポイントチェック帳』『ER・救急 チェック帳』に続く，「現場で使う知識をポケットサイズに」をコンセプトとしたチェック帳シリーズの3作目となります．これまでのシリーズを愛読くださいました読者の皆様，この3部作を継続してフォローくださいました日総研出版の佐藤佳彦様，いつ・どんな時もそばで支えてくれる妻・子供たちに深く感謝を申し上げます．

　本書が，患者の異変な症状を見つける判断材料として，今すぐ対応すべきか医療チームで活発に議論を進める一助となることを願います．

2018年5月

東海大学医学部付属八王子病院
ICU・CCU 主任／集中ケア認定看護師　**劔持雄二**

CONTENTS

病室で確認すること 06
RRTコール基準，急変前のサインとは..................................07

ショック

①心静止／PEAとVT／VFのアルゴリズム 08
②成人への質の高いCPRのポイント／
　ショック状態はCRTで判断する 09
③挿管の適応と思ったらABC／SOAP MD 10
④敗血症および敗血症性ショックの診断アルゴリズム 12
⑤Sepsis Six（敗血症の6つのTo Do）................................13
⑥知っておくべき血管作動薬の特徴 14
⑦放っておくと危ないアナフィラキシーの症状 15
⑧不穏のアセスメント 16
⑨さまざまな疼痛評価 17
⑩除細動とカルディオバージョン 18
⑪気道確保・胸骨圧迫・人工呼吸 19

呼吸器

①呼吸の型・数・リズム異常の違いから状態を判断する 20
②呼吸音異常を判断するポイント 21
③酸素流量とおおよその酸素濃度 22
④呼吸を改善させるために体位を整える体位ドレナージ 23
⑤押さえておきたい息切れを評価するスケール 24
⑥喘息の重症度は症状によって決まる 25
⑦COPDを見つけるには 26
⑧呼気からCOPD病期を判断する 27
⑨気胸の程度と症状 28
⑩胸水の性状から状態を判断する 29
⑪痰の性状 30
⑫睡眠時無呼吸症候群（SAS）は口腔内を見れば判断できる 31
⑬急なむくみがあったらDVTを疑う 32
⑭DVT／PEは危険因子に注目する 33

循環器

- ①正常12誘導心電図と測定部位 ... 34
- ②LOWNの分類 ... 36
- ③房室ブロック（atrioventricular〈AV〉block）... 37
- ④頻脈時のアルゴリズム ... 38
- ⑤徐脈時のアルゴリズム ... 39
- ⑥緊急度の高い不整脈と対応 ... 40
- ⑦心エコーで分かること ... 42
- ⑧ペースメーカ ... 43
- ⑨心筋梗塞を見つけたら即行動 ... 44
- ⑩冠動脈の支配領域と心筋梗塞の心電図の特徴 ... 45
- ⑪心不全で判断しておきたい分類 ... 46
- ⑫BNP値で心不全を判断する ... 47
- ⑬クリニカルシナリオに基づき初期治療を始める ... 48
- ⑭非観血的中心静脈圧から心不全を推定する ... 50
- ⑮主な抗血小板薬・抗凝固薬の休薬期間・違い ... 51
- ⑯大動脈瘤・大動脈瘤解離の特徴と責任血管病変 ... 52
- ⑰PAD（末梢動脈疾患）の重症度は何を見て判断すればよいか ... 54

消化器

- ①体液量の一般的評価法 ... 56
- ②腹膜刺激症状の見方 ... 57
- ③6項目から判定する潰瘍性大腸炎 ... 58
- ④腹部を触診して急性胆嚢炎が分かる ... 59
- ⑤急性胆嚢炎 ... 60
- ⑥急性膵炎 ... 61
- ⑦肝性脳症の昏睡度分類 ... 62
- ⑧内視鏡で食道静脈瘤を判断する ... 63
- ⑨イレウスの分類と特徴 ... 64
- ⑩ストーマの種類 ... 65
- ⑪便性状から消化管出血部位を予測する ... 66

⑫胃がんの深達度 ... 67
⑬食後時間で異なるダンピング症候群 ... 68
⑭尿路結石の好発部位・痛みの出る部位 ... 69

脳神経

①脳動脈と灌流領域 ... 70
②脳血管支配領域と梗塞によって生じる症状 ... 71
③運動神経と障害 ... 72
④感覚神経と障害 ... 73
⑤麻痺の評価方法 ... 74
⑥脳梗塞を疑ったらFASTをチェック ... 75
⑦脳梗塞超急性期の治療 ... 76
⑧血栓溶解療法の前に確認すること ... 77
⑨頭痛の原因 ... 78
⑩くも膜下出血の重症度 ... 79
⑪髄膜炎を疑った際のアルゴリズム ... 80
⑫髄膜刺激症状を知るには ... 81

その他

①凝固異常・抗凝固療法 ... 82
②抗血小板薬と抗凝固薬の特徴 ... 83
③輸血による血液成分の変化 ... 84
④緊急輸血・クロスマッチ ... 85
⑤糖尿病・血糖コントロール目標 ... 86
⑥DKAとHHSの初期治療アルゴリズム ... 87
⑦胸部X線画像の見方 ... 88
⑧予防は必須！　腓骨神経麻痺 ... 89
⑨横紋筋融解症の特徴と治療 ... 90
⑩スキンテア（皮膚裂傷）分類 ... 91

病室で確認すること

意識状態の確認
- □ 急激な意識状態の変化（不穏・興奮）はない？
- □ 急激な昏睡・昏迷状態ではない？

呼吸パターンのチェック
- □ 失調呼吸・シーソー呼吸はない？
- □ 呼吸回数＜8回/分，＞22回/分ではない？
- □ SpO_2≦90%ではない？

気道の評価
- □ 気道は開通している？
- □ 上気道閉塞：ストライダーがある？
- □ いびき様の呼吸はない？

循環の評価
- □ 脈拍 ＜40回/分，＞120回/分ではない？
- □ 収縮期血圧＜90mmHgではない？
- □ CRT＜2秒ではない？
- □ 尿量：50mL/2時間より少ない？
- □ 脈は触れる？

身体の観察
- □ 苦悶様の表情はない？
- □ 頸静脈怒張はない？
- □ 皮膚の蒼白，末梢チアノーゼはない？
- □ 冷汗はない？
- □ 脈の触知：弱くて速くない？
- □ PVC（心室期外収縮）が5回/分以上ある？

RRTコール基準, 急変前のサインとは

急変前に相談してください!
患者の症状が心配になった時, または急激な変化を報告された時

✓ RRT (Rapid Response Team)

気道(AIRWAY)
☐ 気道閉塞　　☐ いびき様呼吸または上気道閉塞

呼吸(BREATHING)
☐ 奇異性・失調性呼吸
☐ 呼吸回数＞22回/分　　☐ 呼吸回数＜8回/分
☐ SpO_2≦90%(高濃度・高流量酸素投与にもかかわらず)
　患者に呼吸がない時は, 緊急コール!

循環(CIRCULATION)
☐ 脈拍＜40回/分　　☐ 脈拍＞120回/分
☐ 低血圧(収縮期血圧＜90mmHg)
☐ 尿量＜50mL/2時間で
　患者の脈が触れない時は, 緊急コール!

意識状態(CONSCIOUS STATE)
☐ 急激な意識状態の変化(例:興奮・不穏など)
☐ 昏睡・昏迷

報告はSBAR(エスバー)で行う

S:患者はどんな状況か?
　問題は何か, いつ起こったか, あるいはいつ始まったか, どれほど深刻か

B:患者はどのような人か?
　診断名, 直近のバイタルサイン, 検査結果(検査が行われた日時と比較用に以前の検査結果を用意する)

A:あなたの評価は?

R:報告する人(医師やリーダーなど)とその人に何をしてほしい?
　指示変更, 患者を診てほしいなど

ショック❶ 心静止／PEAとVT／VFのアルゴリズム

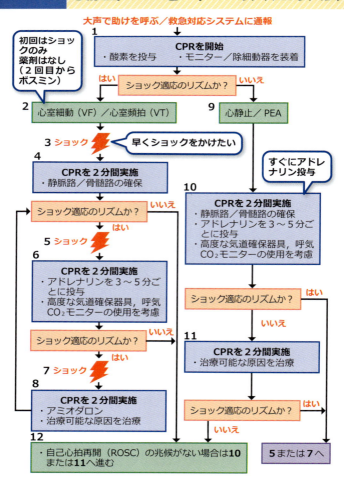

ショック❷ 成人への質の高いCPRのポイント

成人への質の高いCPRのためにBLSですべきこと

- 胸骨圧迫は100〜120回/分のテンポで行う
- 圧迫は2インチ（5cm）以上の深さで行う
- 圧迫と圧迫の間，胸部にもたれないようにし，圧迫を行うたびに胸郭が完全にもとに戻るようにする
- 圧迫を最小限の中断にとどめる（10秒超中断しない）
- 過剰な換気を避け，適切に換気を行う

American Heart Association 心肺蘇生と救急心血管治療のためのガイドラインアップデート2015ハイライトを参考に作成

ショック状態はCRTで判断する

■CRT（capillary refill time：毛細血管再充満時間）

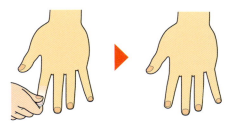

患者の爪を5秒程度圧迫した後，圧迫を解除し，白くなった爪に赤みが戻る時間を計測する。

正常：2秒以内に赤みが戻る
異常：3秒以上赤みが戻らない ➡ **末梢循環が悪い**

ショック❸ 挿管の適応と思ったらABC／SOAP MD

Assessment

換気困難，挿管困難を予測する

■MOVES（この症状を見つけたら気管挿管適応）

1つでも該当する場合は挿管管理する。

Mental status	意識障害（GCS 8以下）
Maintain airway	気道閉塞
Oxygenation	低酸素（高濃度酸素投与でもSpO$_2$＜90%）
Ventilation	低換気（PaCO$_2$＞60mmHgまたはpH7.3）
Expected course	挿管が想定される臨床経過
Expectoration	排痰不可で窒息の危険性が高い
Shock	ショック

仁木有加他：症例ベースで学ぶ急性呼吸不全の初期対応, INTENSIVIST, Vol.5, No.4, P.879～885, 2013.

■MOANS/LEMONS

MOANS（マスク換気困難の評価）	Mask seal	マスクの換気を妨げる髭，外傷
	Obesity/Obstruction	肥満，妊婦，気道狭窄
	Age	55歳以上
	No teeth	歯がない
	Stiffness	換気する際に抵抗がある（コンプライアンスの低下または気道抵抗の上昇〈例：喘息，COPD，妊婦後期〉）
LEMONS（挿管困難の評価）	Look externally	外観確認：肥満，小顎，突出した歯
	Evaluate3-3-2	開口3横指，下顎先端～舌骨間が3横指，顎下～甲状切痕が2横指
	Mallampati	口を大きく開けて，ベロを前に突き出せない（P.31 Mallampatiの分類参照）
	Obstruction	気道閉塞の有無：声門上の血腫，外傷
	Neck mobility	頸部可動性：頸椎保護
	Space／Skills	場所，状況，挿管の技術

■HOP(予備能評価)

挿管時の鎮静,筋弛緩により重症化する危険性があり,薬物選択,昇圧薬のバックアップなどを準備する。

Hypotension	低血圧
Oxygenetion	低酸素
pH	換気にて代償されている重症代謝性アシドーシス,頭蓋内圧亢進

Backup plan

ブジー,ビデオ喉頭鏡。いざという時の輪状甲状靭帯切開

Call for help

上級医,専門医に助けを求める

■SOAP MD(十分な準備)

Suction	吸引	吸引具を用意する
Oxygenation	事前の酸素投与	バッグバルブマスクを用意 ネーザルハイフローを付けている場合はそのまま活用する
Airway equipment	気道確保用の道具	チューブを準備 (スタイレットを入れてホッケー型にする/男性8mm女性7.5mm/ブレードは3か4)
Position	体位	気道確保の体位と挿管の体位は違う 肩枕でなく後頭部の下に枕
Pharmacy	薬剤	・鎮静:ミダゾラム(血圧が下がりにくい),プロポフォール(切れはよいが血圧が下がる) ・筋弛緩薬
Monitor	モニター	・モニターを付ける(ETCO$_2$,血圧脈拍モニタリング,酸素飽和度モニタリング) ・音を大きくしておく
Denture	入れ歯・動揺歯の確認	義歯をはずしておく

ショック❹ 敗血症および敗血症性ショックの診断アルゴリズム

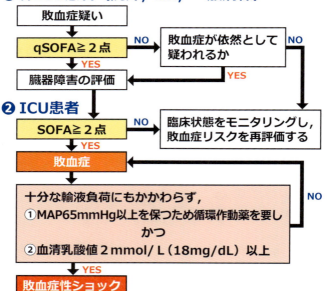

❶ 非ICU患者(院外,ER,一般病棟)

敗血症疑い → qSOFA≧2点
- NO → 敗血症が依然として疑われるか
  - NO → (終了)
  - YES → 臓器障害の評価
- YES → 臓器障害の評価

❷ ICU患者

SOFA≧2点
- NO → 臨床状態をモニタリングし,敗血症リスクを再評価する
- YES → **敗血症**

十分な輸液負荷にもかかわらず,
① MAP65mmHg以上を保つため循環作動薬を要し かつ
② 血清乳酸値2mmol/L(18mg/dL)以上

- NO → 敗血症
- YES → **敗血症性ショック**

---

qSOFA≧2点
① 呼吸数22回/分以上
② 意識レベルの低下(GCSスコア≦14)
③ 収縮期血圧100mmHg以下

SOFA≧2点
① 呼吸器系(PaO_2/FiO_2)
② 凝固系(血小板数)
③ 肝臓(ビリルビン)
④ 心血管系(MAP,循環作動薬の投与状況など)
⑤ 中枢神経系(GCSスコア)
⑥ 腎臓(クレアチニン,尿量)

Signer M, et al. JAMA; 2016; 315(8):801-810を参考に作成

ショック❺ Sepsis Six（敗血症の6つのTo Do）

　Sepsis Sixとは，敗血症の蘇生に極めて重要な6つのTo Do。
敗血症患者の生命予後を左右する介入なので，
「Sepsisかな？」と疑ったら，すぐに実施しよう！

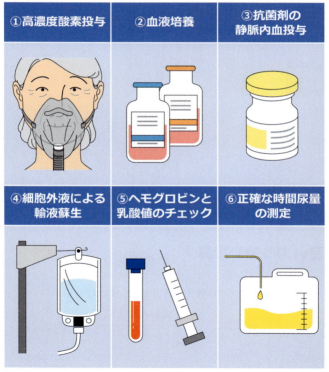

| ①高濃度酸素投与 | ②血液培養 | ③抗菌剤の静脈内血投与 |
| ④細胞外液による輸液蘇生 | ⑤ヘモグロビンと乳酸値のチェック | ⑥正確な時間尿量の測定 |

敗血症を疑ったら，1時間以内にSepsis Sixを実施する。

ショック⑥ 知っておくべき血管作動薬の特徴

薬	作用	投与量	血圧	脈拍	心拍出量	末梢血管抵抗
ノルアドレナリン	α>$β_1$>$β_2$	0.01〜1 µg/kg/分	↑↑	→〜↓	→	↑↑
アドレナリン	$β_1$=$β_2$>α	0.01〜0.03 µg/kg/分	↑	↑	↑↑↑	↓
ドパミン（中等量）	$β_1$=$β_2$	2〜5 µg/kg/分	↑↑	↑	↑↑	→〜↓
ドパミン（高用量）	α	5〜20 µg/kg/分	↑↑	↑↑	↑	↑↑
ドブタミン	$β_1$>$β_2$>α	2〜15 µg/kg/分	↓	↑	↑↑	↓
バソプレシン	V_1受容体	0.01〜0.04 U/分	↑↑	→	→	↑↑
フェニレフリン	$α_1$	40〜60 µg/kg/分	↑↑	↓	↓	↑
ミルリノン	PDE-3阻害	0.375〜0.75 µg/kg/分	↓↓	↑	↑↑	↓↓

Nativi-Nicolau J, et al.：Pharmacologic therapies for acute cardiogenic shock. Curr Opin Cardiol. 2014；29（3）：250-7.を基に筆者作成

■γ（ガンマ）計算

成分が1mL当たり**a**mgの薬剤を体重**WT**kgの患者に**b**µg/kg/分で投与する場合の投与速度（**C**mL/時）

$$b\,\mu g/kg/分 \quad \frac{0.06 \times b \times WT}{a} = C\,mL/時$$

例えば，「イノバン注0.3%シリンジ」では50mLの中に150mgの塩酸ドパミンが入っているので，上記のaは1mL＝3mg

ショック❼ 放っておくと危ないアナフィラキシーの症状

■アナフィラキシーの症状と重症度分類

アドレナリン0.3～0.5mgを大腿前外側(外側広筋)に筋注。臨床症状の改善が一過性の時や改善しない場合は,同量を5～20分ごとに反復投与する。

		グレード1 (軽症)	グレード2 (中等症)	グレード3 (重症)
皮膚・粘膜症状	紅斑・蕁麻疹・膨疹	部分的	全身性	←
	瘙痒	軽い掻痒(自制内)	強い掻痒(自制外)	←
	口唇,眼瞼腫脹	部分的	顔全体の腫れ	←
消化器症状	口腔内,咽頭違和感	口,のどのかゆみ,違和感	咽頭痛	
	腹痛	弱い腹痛	強い腹痛(自制内)	持続する,強い腹痛(自制外)
	嘔吐・下痢	嘔気,単回の嘔吐・下痢	複数回の嘔吐・下痢	繰り返す嘔吐・便失禁
呼吸器症状	咳嗽,鼻汁,鼻閉,くしゃみ	間欠的な咳嗽,鼻汁,鼻閉,くしゃみ	断続的な咳嗽	持続する強い咳き込み,犬吠様咳嗽
	喘鳴,呼吸困難		聴診上の喘鳴,軽い息苦しさ	明らかな喘鳴,呼吸困難,チアノーゼ,呼吸停止,$SpO_2 \leq 92\%$,締めつけられる感覚,嗄声,嚥下困難
循環器症状	脈拍,血圧	-	頻脈(+15回/分),血圧軽度低下,蒼白	不整脈,血圧低下,重度徐脈,心停止
神経症状	意識状態	元気がない	眠気,軽度頭痛,恐怖感	ぐったり,不穏,失禁,意識消失

血圧低下 ：1歳未満＜70mmHg, 1～10歳＜[70mmHg＋(2×年齢)], 11歳～成人＜90mmHg
血圧軽度低下：1歳未満＜80mmHg, 1～10歳＜[80mmHg＋(2×年齢)], 11歳～成人＜100mmHg

Yanagida N, et al：Int Arch Allergy Immunol 2017；172：173-82より引用
一般社団法人日本アレルギー学会監修：アナフィラキシーガイドライン, P.12,
一般社団法人日本アレルギー学会, 2014.

ショック❽ 不穏のアセスメント

■鎮痛・鎮静管理の流れ

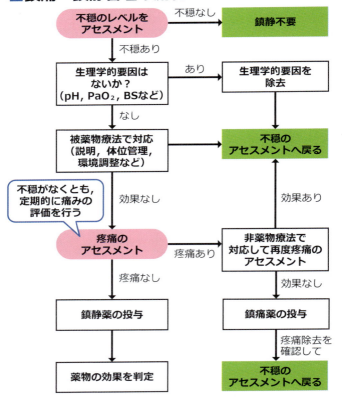

卯野木健：鎮静. 呼吸器ケア2012 冬季増刊 決定版 人工呼吸ケアのポイント300（卯野木健編著），P.190, メディカ出版, 2012.を参考に作成

剱持雄二：評価スケールを使おう. 基礎からはじめる鎮痛・鎮静管理マスター講座（道又元裕監修，剱持雄二編集），P.11, 南江堂, 2015. より許諾を得て転載

ショック⑨ さまざまな疼痛評価

■NRS（Numerical Rating Scale）
痛みを0～10の11段階に分け、全くないのを0、考えられる中で最悪の痛みを10として、痛みの点数を問う。3点以上が有意な疼痛とされる。

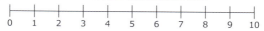

■VAS（Visual Analogue Scale）
「痛みなし」と「考えられる中で最悪の痛み」を両端とする直線上で、自分の痛みの程度がどのあたりにあるかを患者自身で示す。

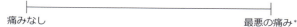

痛みなし　　　　　　　　　　　　　　　　　　　　　　　最悪の痛み*

＊患者が主観的に「耐えることのできない痛み」を現したもの。客観的尺度は含まれない。

■フェイス・スケール（FPS；Faces Pain Scale）
痛みの程度を表す顔のイラストが6段階あり、どの表情が自分の感じる痛みと最も近いか、患者に選んでもらう。

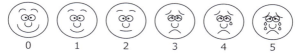

■プリンス・ヘンリー疼痛スケール（PHPS；Prince Henry Pain Scale）
咳や深呼吸などの行動面を含めた痛みの評価であり、0～4の5段階で、患者への問診で評価する。

スコア	項目
0	咳をしても痛まない
1	咳や体動で痛むが、深呼吸では痛まない
2	深呼吸をすると痛むが、安静時は痛まない
3	安静時に軽い痛みがある
4	安静時に強い痛みがある

Movafegh A et al：Post-thoracotomy analgesia-comparison epidural fentanyl to intravenous pethidine. Middle East J Anaesthesiol 19（1）：111-22, 2007.より筆者翻訳して引用

BPS（Behavioral Pain Scale）	挿管管理患者の疼痛の度合いを、表情、上肢、呼吸器との同調性で評価。
CPOT（Critical-Care Pain Observation Tool）	表情・身体運動・筋緊張・発声（挿管時は人工呼吸器との同調性）の4項目における3段階評価（0～2点）を合計して評価（0～8点）。2点以上は有意な疼痛と評価。

剱持雄二：評価スケールを使おう, 基礎からはじめる鎮痛・鎮静管理マスター講座（道又元裕監修, 剱持雄二編集）, P.16, 南江堂, 2015.より許諾を得て転載

ショック⑩ 除細動とカルディオバージョン

■除細動
- QRS波に同期せずに通電するものを除細動と言う。

適応 心室細動，無脈性心室頻拍

■カルディオバージョン
- R波を検知してQRSに同期して通電するものをカルディオバージョンと言う。

適応 心房細動，発作性上室頻拍，心房粗動

■同期下カルディオバージョン
- カルディオバージョンでR on Tを起こさないために，VF以外の不整脈では必ず同期下で行う。
- モニターの波形およびリズムで通電エネルギーを変更する。

QRS幅小さい	整	50〜100 J
	不整	120〜200 J（二相性），200 J（単相性）
QRS幅大きい	整	100 J
	不整	同期せずに150 J（二相性），360 J（単相性）

ショック⓫ 気道確保・胸骨圧迫・人工呼吸

■気道確保

頭部後屈・あご先挙上法

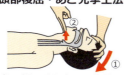

患者の額に手を当てて後屈させ（①），もう一方の手の中指と示指を下顎のあご先中央の骨の部分に当て，あご先を挙上する（②）

下顎挙上法

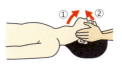

母指以外の4本の指で下顎角を引き上げるように把持する（①）。唇が閉じてしまう場合は，母指で下唇を押し下げる（②）

※口腔内に異物や吐物があれば，示指と中指で口腔内を拭い，取り除く。吸引器があれば，それを用いて取り除く

■胸骨圧迫

圧迫位置

胸骨の下半分で，胸の真ん中を圧迫する

圧迫方法

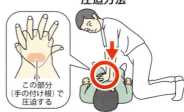

この部分（手の付け根）で圧迫する

両肩が患者の胸部の真上に来るようにし，肘をまっすぐにして圧迫部位に垂直に体重をかけるようにする

■人工呼吸

2人で実施するバッグバルブマスクによる人工呼吸法

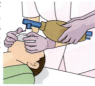

患者の胸部が挙上するくらいの吹き込み量でバッグを約1秒かけて加圧する

EC法

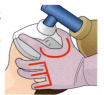

両手の母指と示指でマスクを密着させ，残りの3指で下顎挙上する

呼吸器❶ # 呼吸の型・数・リズム異常の違いから状態を判断する

■呼吸の型・数・リズム異常

項目		状態	呼吸の型
正常		成人：12〜18回/分，1回換気量500mL程度，規則的 小児：20〜30回/分，新生児：30〜50回/分	
呼吸数と深さの異常	頻呼吸	深さは変わらないが呼吸数が増加する（25回/分以上）	
	徐呼吸	深さは変わらないが呼吸数が減少する（12回/分以下）	
	多呼吸	呼吸数・深さ共に増加する	
	少呼吸	呼吸数・深さ共に減少する	
	過呼吸	呼吸数は変わらないが深さが増加する	
	無呼吸	安静呼気位で呼吸が一時的に停止した状態	
リズム異常	クスマウル大呼吸	・代謝性アシドーシスの際などで見られる代償性過換気 （$PaCO_2$↓させることで，アシドーシスの補正を行い，pH↑を戻そうとする）	
	チェーン・ストークス呼吸	・数十秒間にわたる低換気（時に無換気）と，次第に深さと数を増し，やがて漸減する過換気が周期的（規則的）に出現する	
	ビオー呼吸	・無呼吸と頻呼吸が不規則に繰り返される失調性呼吸 （チェーン・ストークス呼吸よりも周期が短く，不規則である）	

藤崎郁：フィジカルアセスメント完全ガイド，P.60，学習研究社，2002. より引用，改編

呼吸器❷ 呼吸音異常を判断するポイント

□ 聴診では，**呼吸音の左右差**を評価する
□ 副雑音がある場合，**吸気**で聴取されるか，**呼気**で聴取されるか，**連続性か断続性**か，**高調性か低調性**かを確認する
□ **背側の呼吸音**も確認する

■ 副雑音の分類

	名称	音響特性	特徴
連続性ラ音	笛声音：wheezes	呼気時にヒューヒューやピーピーと聴取	高調
	いびき音：rhonchi	呼気時に強くグーグーやゴロゴロと聴取	低調。喀痰が存在する場合に聴取されることが多い
	上気道性喘鳴：stridor	吸気時に発生する気道狭窄音	上気道の強い狭窄が生じた場合。喉頭浮腫や気管支喘息で聴取される
断続性ラ音	捻髪音：fine crackles	吸気相後期にバリバリと聴取 持続 5 msec以下	高調で短い。肺水腫の場合に聴取される
	水泡音：coarse crackles	吸気相早期にブツブツと聴取 持続10～25msec	低調で短い。喀痰が存在する場合に聴取されることが多い

副雑音聴取・時期の違い

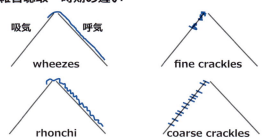

呼吸器❸ 酸素流量とおおよその酸素濃度

酸素投与法	酸素流量（L/分）	吸入酸素濃度（%）
鼻カニューレ	1	24
	2	28
	3	32
	4	36
	5	40
	6	44
簡易酸素マスク	5	40
	6	44
	7	48
	8	52
	9	56
	10	60
リザーバーマスク	6	60
	7	70
	8	80
	9	90
	10	100

鼻カニューレ
- □ 酸素流量5〜6Lまで使用可能
- □ 患者の呼吸に適さない（口呼吸など）
- □ 流量が多くなれば，鼻粘膜への刺激が強く，喉が渇くなどの問題がある

簡易酸素マスク
- □ 口と鼻をカバーするだけのマスク
- □ マスクの外側の空気を同時に吸い込むため，吸入酸素濃度が不安定になりやすい
- □ 酸素流量が少ないとマスク内に呼気が蓄積するため，二酸化炭素の再吸入が起こる
- □ 5L以上の使用が推奨される

リザーバーマスク
- □ リザーバーバッグ部分に純酸素（100%酸素）をためておける分，簡易の酸素マスクよりも濃度の高い酸素を吸入することが可能
- □ マスクにはシリコン弁が取り付けられているため，呼気の再吸入や周囲からの空気の流入は制限される

＊患者の吸気流量・流速で変化する

呼吸器④ 呼吸を改善させるために体位を整える体位ドレナージ

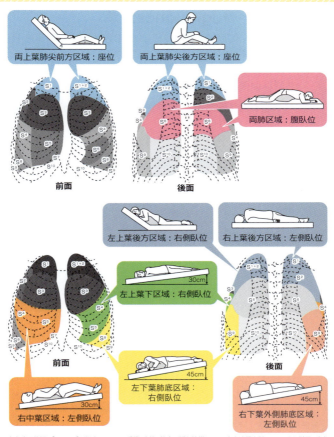

奥宮暁子他編:「シリーズ」生活をささえる看護 症状・苦痛の緩和技術, P.63, 中央法規出版, 2001.より引用, 改変

呼吸器⑤ 押さえておきたい息切れを評価するスケール

■Fletcher-Hugh-Jones分類

Ⅰ度	同年齢の健康者と同様の労作ができ，歩行，階段の昇降も健康者なみにできる
Ⅱ度	同年齢の健康者と同様に歩行できるが，坂，階段の昇降は健康者なみにできない
Ⅲ度	平地でさえ健康者なみには歩けないが，自分のペースでなら1.6km以上歩ける
Ⅳ度	休みながらでなければ45m以上歩けない
Ⅴ度	会話，着物の着脱にも息切れがする，息切れのため外出できない

Hugh-Jones P, Lambert AV. A simple standard ex- ercise test and its use for measuring exertion dysp-noea. Brit Med J 1951;1:65-71.

■MRC息切れスケール

Grade 0	激しい運動をした時だけ息切れがある。
Grade 1	平坦な道を早足で歩く，あるいは緩やかな上り坂を歩く時に息切れがある。
Grade 2	息切れがあるので，同年代の人よりも平坦な道を歩くのが遅い，あるいは平坦な道を自分のペースで歩いている時，息切れのために立ち止まることがある。
Grade 3	平坦な道を約100m，あるいは数分歩くと息切れのために立ち止まる。
Grade 4	息切れがひどく家から出られない，あるいは衣服の着替えをする時にも息切れがある。

Global Initiative for Chronic Obstructive Pulmonary Disease. Global Strategy for the Diagnosis, Management and Prevention of chronic obstructive pulmonary disease. 2011 Available at www.goldcopd.com

呼吸器⑥ 喘息の重症度は症状によって決まる

■喘息発作時の症状

小発作	苦しいが臥床できる
中発作	歩行可能だが臥床できない
大発作	歩行も会話も困難
重篤症状	意識消失やチアノーゼがある

■喘息の重症度

重症度			ステップ1 軽症間欠型	ステップ2 軽症持続型	ステップ3 中等症持続型	ステップ4 重症持続型
喘息症状の特徴	頻度		週1回未満	週1回以上だが毎日ではない	毎日	毎日
	強度		症状は軽度で短い	月1回以上日常生活や睡眠が妨げられる	週1回以上日常生活や睡眠が妨げられる	日常生活に制限
					短時間作用性吸入β₂刺激薬頓用がほとんど毎日必要	治療下でもしばしば増悪
	夜間症状		月に2回未満	月2回以上	週1回以上	しばしば
PEF FEV$_{1.0}$	%FEV$_{1.0}$ %PEF		80%以上	80%以上	60%以上80%未満	60%未満
	変動		20%未満	20%〜30%	30%を超える	30%を超える

一般社団法人日本アレルギー学会：アレルギー疾患診断・治療ガイドライン〈2010〉，表2−1−4, P.18, 協和企画, 2010.

呼吸器❼ COPDを見つけるには

■ 安定期COPDの管理

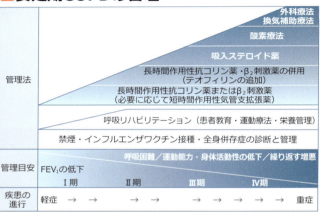

日本呼吸器学会COPDガイドライン第4版作成委員会編：COPD（慢性閉塞性肺疾患）診断と治療のためのガイドライン第4版, P.64, メディカルレビュー社, 2013.

■ COPD増悪時の重症度を示す病歴と徴候・身体所見

重症度を示す病歴	重症度を示す徴候・身体所見
・安定期に比し悪化した症状の強さやその期間 ・安定期の気流閉塞の程度 ・年間の増悪回数の既往歴 ・肺合併症や全身併存症 ・現在の治療内容 ・人工呼吸器の使用歴	・チアノーゼ ・呼吸補助筋の使用や奇異性呼吸 ・右心不全の徴候や血行動態の不安定などの心不全徴候 ・意識レベルの低下などの精神状態の徴候

日本呼吸器学会COPDガイドライン第4版作成委員会編：COPD（慢性閉塞性肺疾患）診断と治療のためのガイドライン 第4版, P.106, メディカルレビュー社, 2013.

■ COPD増悪時の薬物療法ABCアプローチ

- **A**ntibiotics（抗菌薬）
- **B**ronchodilators（気管支拡張薬）
- **C**orticosteroids（ステロイド薬）

呼吸器⑧ 呼気からCOPD病期を判断する

■COPDの病期分類

	病期	定義
Ⅰ期	軽度の気流閉塞	$\%FEV_1 \geq 80\%$
Ⅱ期	中等度の気流閉塞	$50\% \leq \%FEV_1 < 80\%$
Ⅲ期	高度の気流閉塞	$30\% \leq \%FEV_1 < 50\%$
Ⅳ期	きわめて高度の気流閉塞	$\%FEV_1 < 30\%$

気管支拡張薬投与後の1秒率（FEV_1/FVC）70％未満が必須条件。

日本呼吸器学会COPDガイドライン第4版作成委員会編：COPD（慢性閉塞性肺疾患）診断と治療のためのガイドライン第4版, P.30, メディカルレビュー社, 2013.

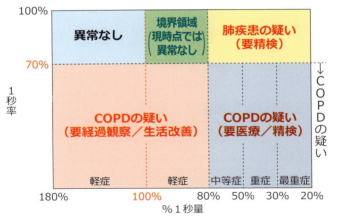

独立行政法人環境再生保全機構ホームページ：COPDのリスク
http://www.erca.go.jp/yobou/zensoku/copd/about/04.html

呼吸器⑨ 気胸の程度と症状

気胸の分類

分類		特徴・原因
自然気胸	特発性気胸	痩せ型・高身長・若い男性に好発 ブラ・ブレブの破裂
	続発性気胸	喫煙者・60代以降の男性に好発 基礎疾患に伴う気胸（COPD，肺結核，子宮内膜症など）
外傷性気胸		肋骨骨折などによる肺挫傷 エアリークおよび出血による血気胸となることも多い
医原性気胸		医療行為に伴う偶発的アクシデント （中心静脈カテーテル挿入，肺生検，人工呼吸器中の圧損傷など）

医療情報科学研究所編：病気がみえるvol.4呼吸器, 第1版, P.239, メディックメディア, 2007. より引用, 改変

Kircherの虚脱度計算法

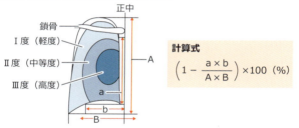

計算式

$$\left(1 - \frac{a \times b}{A \times B}\right) \times 100 \ (\%)$$

自然気胸の重症度・症状

気胸の程度	Ⅰ（軽症）	Ⅱ（中等度）	Ⅲ（高度）
Kircherの虚脱度	20％以内の虚脱	20～50％以内の虚脱	50％以上の虚脱
肺虚脱の程度	虚脱した肺尖が鎖骨上に位置	虚脱した肺の肺尖は鎖骨下に位置 肺容積が一側全体の50％以上	完全虚脱 肺容積が一側全体の50％以下の虚脱
症状	患側肩部に放散する胸痛	胸痛，咳嗽，動悸，軽度の呼吸困難	胸痛，咳嗽，動悸，不安感，重度の呼吸困難，ショック症状（チアノーゼ，末梢冷感，血圧低下，頻脈）

呼吸器⑩ 胸水の性状から状態を判断する

■胸水の組成，性状の違い

漏出性胸水と滲出性胸水の鑑別—Lightの基準

- 胸水TP/血清TP＞0.5
- 胸水LDH/血清LDH＞0.6
- 胸水LDHが血清LDH上限値の2/3以上

> この3項目のうち1つでも満たす→滲出性
> この3項目をいずれも満たさない→漏出性

Light RW：Pleural diseases, 6th ed. Lippincott Williams and Wikins, Philadelphia, 2013

	漏出性	滲出性
見た目	黄褐色透明	多くは混濁，時に血性，膿性
比重	1.015以下	1.015以上
Rivalta反応	陰性	陽性
蛋白	3.0g/dL以下	3.0g/dL以上
フィブリン	微量	多量
LDH	低値	高値

■胸水の性状および考慮される病態

淡黄色	多くの場合は漏出性胸水
食物残渣	食道破裂
胆汁様	胆汁漏
アンチョビソース様	アメーバ膿瘍破裂
血性	悪性腫瘍，心臓術後，良性石綿胸水，肺梗塞
乳び様	乳び胸および偽性乳び胸
腐敗臭	嫌気性菌による膿胸

呼吸器⑪ 痰の性状

■Miller & Jonesの分類

M1	唾液，完全な粘性痰
M2	粘性痰の中に膿性痰が少量含まれる
P1	膿性痰で，膿性部分が1/3以下
P2	膿性痰で，膿性部分が1/3～2/3
P3	膿性痰で，膿性部分が2/3以上

日本呼吸器学会市中肺炎診療ガイドライン作成委員会編：成人市中肺炎診療ガイドライン第2版, P.16, 日本呼吸器学会, 2010.

■痰の性状

色	性状	疾患例
白～透明	粘り気のある痰	COPD（慢性閉塞性肺疾患）
	粘り気のない痰	気管支喘息
黄・緑・さび色	膿性の痰。膿に少量の血液が混じるとさび色になる	肺炎，びまん性汎細気管支炎，慢性気管支炎，気管支拡張症
血痰 赤褐色・黒	血液の混じる痰	肺がん，肺結核，気管支拡張症
ピンク色	泡状	肺水腫

呼吸器⑫

睡眠時無呼吸症候群（SAS）は口腔内を見れば判断できる

■ Mallampati（マランパチ）の分類

Class Ⅰ	Class Ⅱ	Class Ⅲ	Class Ⅳ
口蓋弓，軟口蓋，口蓋垂がよく見える	口蓋弓と軟口蓋は見えるが，口蓋垂が一部しか見えない	軟口蓋だけが見える	硬口蓋しか見えない

（図中ラベル：軟口蓋，口峡，口蓋弓，口蓋垂）

Samsoon GL, Young JR : Difficult tracheal intubation : a retrospective study. Anaesthesia. 1987 ; 42（5）: 487-490.

Class Ⅲ, Ⅳでは気道狭窄を強く示唆する

■ 睡眠時無呼吸症候群の主な症状

いびき

日中の眠気

熟睡感がない

起床時の頭痛

眠っている間に呼吸が止まる

呼吸器⑬ 急なむくみがあったらDVTを疑う

- DVT（深部静脈血栓症）とは，四肢（通常は腓腹部または大腿部），または骨盤の深部静脈で血液が凝固する病態である。
- DVTはPE（肺塞栓症）の第一の原因である。

■ 急性DVTの部位と症状

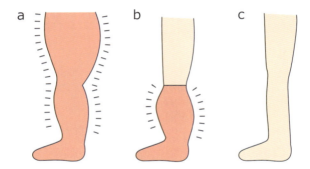

a：血栓の中枢端が腸骨静脈～近位大腿静脈の場合は，下肢全体が腫脹する

b：血栓の中枢端が遠位大腿静脈～膝下静脈の場合は，下腿部が腫脹する

c：下腿部に限局したDVTの場合は，下肢の腫脹を示さない

星俊子：DVTの病態 発生メカニズムと発生頻度, 整形外科看護, Vol.9, No.12, P.1124, 2004.

呼吸器⑭ DVT／PEは危険因子に注目する

■DVTの可能性予測

DVTのWellsスコア

活動性の悪性腫瘍	1
下肢麻痺，最近のギプス固定歴	1
深部静脈分布域の圧痛あり	1
最近3日以上のベッド上安静，または4週以内の手術歴	1
下肢全体の腫脹	1
下腿の腫脹（健側よりも3cm以上の周囲長）	1
圧痕性浮腫	1
表在側副静脈あり	1
DVT以外に考えられる疾患がある	－2
合計　3点以上；可能性が高い　1～2点；中等度の可能性 －2～0点；可能性が低い	

Wells PS, et al：Does this patient have deep vein thrombosis？ JAMA, 2006；295（2）：199-207.

■PEの可能性予測

PEのWellsスコア

	original	simplified
PEやDVTの既往	1.5	1
心拍数＞100回/分	1.5	1
4週以内の手術歴または3日以上の臥床	1.5	1
喀血	1	1
悪性腫瘍	1	1
DVTの臨床症状あり	3	1
PEが他の診断より疑わしい	3	1

〈検査前確率〉
Original
　合計　7点以上；可能性が高い　2～6点；中等度の可能性
　　　　0～1点；可能性が低い
Simplified
　該当なし

Wells PS, et al：Derivation of a simple clinical model to categorize patients probability of pulmonary embolism：increasing the models utility with the SimpliRED D-dimer. Thromb Haemost 2000；83（3）：416-420.
van Belle A, et al：Effectiveness of managing suspected pulmonary embolism using an algorithm combining clinical probability, D-dimer testing, and computed tomography. JAMA 2006；295（2）：172-179.

循環器❶ 正常12誘導心電図と測定部位

■12誘導心電図の正しい電極の貼り方

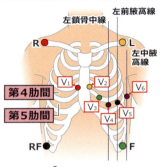

第Ⅰ誘導➡左室の側壁を見る誘導である。

第Ⅱ誘導➡心臓を心尖部から見る誘導である。四肢誘導で, 波形が最も明瞭に描かれる。

第Ⅲ誘導➡右室側面と左室下壁を見る誘導である。

aV_R誘導➡右肩から心臓を見る誘導である。逆転した波形が見られる。

aV_L誘導➡左肩から心臓を見る誘導である。

aV_F誘導➡心臓を, ほぼ真下から見る誘導である。

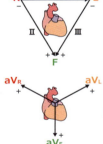

電極	識別記号	色	装着位置	誘導名
四肢	R	赤	右手・右上胸部	
	L	黄	左手・左上胸部	
	F	緑	左足・左下胸部	
	N(RF)	黒	右足・右下胸部	
胸部	C1	赤	第4肋間胸骨右縁	V1
	C2	黄	第4肋間胸骨左縁	V2
	C3	緑	V2とV4を結ぶ線上の中点	V3
	C4	茶	第5肋間と左鎖骨中央線の交点	V4
	C5	黒	左前腋窩線上のV4と同じ高さ	V5
	C6	紫	左中腋窩線上のV4と同じ高さ	V6

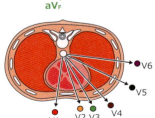

V1誘導➡主に右室側から心臓を見る誘導である。

V2誘導➡右室と左室前壁側から心臓を見る誘導である。

V3誘導➡心室中隔と左室前壁から心臓を見る誘導である。移行帯が見られる。

V4誘導➡心室中隔と左室前壁方向を見る誘導である。

V5誘導➡左室前壁と側壁を見る誘導である。

V6誘導➡左室側壁を見る誘導である。

正常12誘導心電図

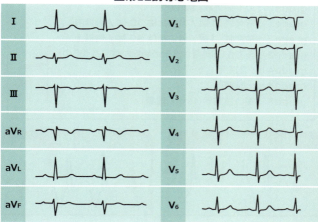

心電図記録用紙の見方

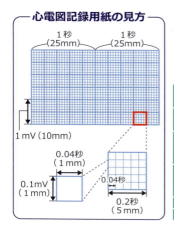

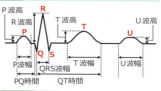

	幅	0.06〜0.10秒
P波	幅	0.06〜0.10秒
	波高	0.25mV
QRS波	幅	0.06〜0.10秒
	波高	誘導部位によって異なる
T波	幅	0.10〜0.25秒
	波高	0.5mV（四肢誘導），1.0mV（胸部誘導）
U波	幅	0.16〜0.25秒
	波高	0.05mV（四肢誘導），0.1mV（胸部誘導）
PQ時間	幅	0.12〜0.20秒
QT時間	幅	0.30〜0.45秒

循環器❷ LOWNの分類

```
grade0 : 心室期外収縮なし
grade1 : 散発性（1個/分または30個/時以内）
grade2 : 散発性（1個/分または30個/時以上）
grade3 : 多形性（期外収縮波形の種類が複数あるもの）  ┐
grade4a : 2連発                                    │ 警告
grade4b : 3連発                                    │ 不整脈
grade5 : 短い連結期（RonT現象）                    ┘
```
※grade3以上は直ちに治療が必要

grade3：多形性
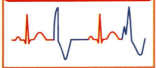

grade4a：2連発
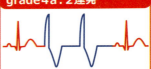

grade4b：3連発
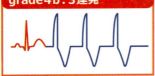

grade5：短い連結期（RonT現象）
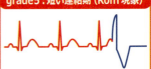

致死的な不整脈

心室頻拍：VT
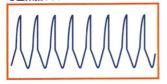

心室細動：VF
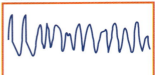

循環器❸ 房室ブロック（atrioventricular〈AV〉block）

Ⅰ度

Ⅰ度房室ブロック
洞結節は正常に機能し，規則正しく興奮している
房室接合部を刺激は伝わるが時間を要する
心室内における電気的興奮の伝わり方は正常である

PQ間隔が延長している

Ⅱ度

Ⅱ度房室ブロック（Wenckebach型　MobitzⅠ型）
洞結節は正常に機能し，規則正しく興奮している
房室接合部での刺激の伝わり方が次第に悪くなり，
つながらなくなるが，その後元に戻る

PQ間隔が徐々に延長し，QRSが脱落する

Ⅱ度房室ブロック（MobitzⅡ型）
洞結節は正常に機能し，規則正しく興奮している
房室接合部での刺激の伝わり方が突然悪くなる

PQ間隔は延長せず，QRSが脱落する

↓ 重症

Ⅲ度

Ⅲ度房室ブロック（完全房室ブロック）
洞結節は正常に機能し，規則正しく興奮している
房室接合部を刺激が全く伝わらない。房室接合部補充収縮によって
心室内の電気的興奮の伝わり方は正常になる

P波の後にQRSは続かず，別々のタイミングで出現する

- MobitzⅡ型と完全房室ブロックはペースメーカ挿入の適応。
- 緊急時には経皮ペーシングを準備しておくこと！

循環器❹ 頻脈時のアルゴリズム

発作性上室性頻拍（PSVT）

頻脈，脈規則的，narrow QRS

PSVT

迷走神経刺激，息こらえ，頸動脈マッサージ

- ATP10mg急速静注→心停止が起こり，患者は不快感あり
- ワソラン１Ａ（５mg／２mL）を生食10mLに溶いて５分かける→血圧低下する

発作性心房細動（Paf）

P波なし，F波あり，RR間隔不整

心房細動

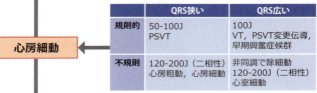

	QRS狭い	QRS広い
規則的	50-100J PSVT	100J VT，PSVT変更伝導，早期興奮症候群
不規則	120-200J（二相性） 心房粗動，心房細動	非同調で除細動 120-200J（二相性） 心室細動

1．ヘパリン5,000単位IV
2．除細動の設定は「同期」とする
3．除細動をあてた部位にはリンデロンを塗布する

除細動：monophasicが100Ｊ，biphasicだと50Ｊ程度で
→発症＞24時間の場合，心房内で血栓が飛ぶため，下記薬剤コントロールする

- ワソラン１Ａ（５mg／２mL）を生食10mLに溶いて５分かける→血圧低下する
- ジゴシン１Ａを生食50mLに溶かして５分以上かける

循環器⑤ 徐脈時のアルゴリズム

> 脈拍＜60回/分
> かつ
> 胸痛，息切れ，意識低下，血圧低下，
> 肺水腫，心不全，心筋梗塞などあり

循環動態が悪ければ治療を
- アトロピン0.5mg iv
  3〜5分ごと，総量3mgまで

もしアトロピンが無効なら
- 経皮ペーシングとテンポラリーペーシングの準備
  Mobitz 2型Ⅱ度AVブロックやⅢ度AVブロックでは遅れないように
- ドパミン5〜20μg/kg/分
- アドレナリン2〜10μg/分

日本蘇生協議会，日本救急医療財団監修：JRC蘇生ガイドライン2010，へるす出版，2010.を参考に作成

■Rubenstein分類

Ⅰ群	洞性徐脈	原因不明で心拍数50回/分以下の持続性徐脈
Ⅱ群	洞停止，洞房ブロック	房室接合部補充収縮，あるいは心室補充収縮を伴う
Ⅲ群	徐脈頻脈症候群	Ⅰ群あるいはⅡ群の徐脈と共に発作性上室性頻拍，心房細動，心房粗動などによる頻脈発作が確認されている

Rubenstein JJ, Schulman CL, Yurchak PM, DeSanctis RW. Clinical spectrum of the sick sinus syndrome. Circulation, 1972；46（1）：5-13.

循環器⑥ 緊急度の高い不整脈と対応

■ 心室細動：VF　ただちに除細動

P波，QRS波，T波がなく，波形，振幅，数も無秩序。
約150〜300回/分周期で，基線は不規則

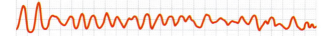

■ 無脈性心室頻脈：pulseless VT　ただちに除細動（意識がない場合）

幅の広いQRS波が3拍以上連続し，頸動脈触知ができないほど血圧が低い

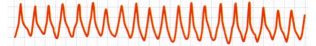

■ 心静止：asystole　二次救命処置（ALS）開始

心電図上で電気的活動が認められない状態。
頸動脈触知もできない。類似心静止を見逃さない

■ 無脈性電気活動：PEA　二次救命処置（ALS）開始

心電図上，VF，無脈性VFおよび心静止（asystole）以外の波形はあるが，有効な心拍出がなく頸動脈触知ができない（PEAという波形はなく，心電図上は正常波形の場合もある）

■ 心室頻拍：VT　ただちに除細動（意識がない場合）

P波のない幅の広いQRS波で波形は一定。140〜180回/分の規則的な頻拍で，R-R間隔はほぼ等しい。QRS波とT波の向きは逆方向

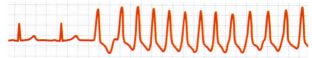

■ トルサード・ド・ポアンツ <mark>ただちに除細動（意識がない場合）</mark>

QRS波の極性と振幅が時間の経過と共にねじれるように変化。心拍数は200～250回/分以上。除細動は心電図R波に同期下でカルディオバージョンをする

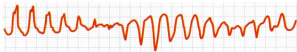

■ 洞不全症候群：SSS <mark>ドクターコール，ペースメーカ準備</mark>

Ⅰ，Ⅱ，Ⅲ型があるが，突然PP間隔が延長する。失神発作に注意

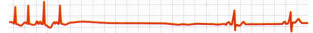

■ WPW症候群に伴う頻脈性心房細動 <mark>ドクターコール</mark>

デルタ波が出現し，幅の広いQRS波となる。頻拍を呈する

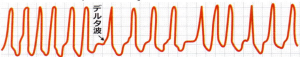

■ Ⅲ度房室ブロック <mark>ドクターコール，ペースメーカ準備</mark>

P-P間隔，R-R間隔は一定。P波，QRS波の波形の関係が無秩序で，P波がQRS波よりも多い

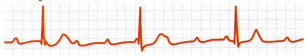

正常洞調律

リズムは整，心拍数60～100回/分，P波は上向き，QRS波は0.10秒未満，T波も上向き

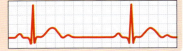

循環器❼ 心エコーで分かること

asynergy：非協調性
左室駆出率（LVEF）
正常＞60%

断層心エコー図

前胸壁 / 探触子 / 超音波ビーム / 肋骨 / 右室 / 心室中隔 / 大動脈 / 左室 / 左房

- normal：正常の壁運動
- Hypokinesis：心室壁運動の局所的な低下
- akinesis：心室壁運動の局所的な欠如
- Dyskinesis：局所心室壁の収縮期奇異性拡張
- Aneurysm：収縮期に心室壁の膨隆を認め，拡張期にも元の心室壁の位置に戻らず変曲点をもって瘤状に突出している

下大静脈径（IVC）正常：15mm以上

下大静脈径	呼吸性変動	推定右房圧（mmHg）
小（＜15mm）	虚脱	0〜5
正常（15〜25mm）	＞50%	5〜10
正常（15〜25mm）	＜50%	10〜15
拡大（＞25mm）	＜50%	15〜20
拡大＋冠静脈拡大	不変	＞20

循環器❽ ペースメーカ

■構造とX-P

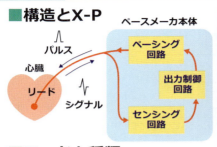
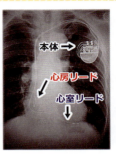

■モードと種類

AAIペースメーカ
右心房のみに1本のリード。洞不全症候群でかつ，刺激伝導系に異常のない患者が適応。

VVIペースメーカ
右心室のみに1本のリード。徐脈がまれにしか発生しない場合や，心房細動に合併した徐脈（房室ブロック）に適応。

VDDペースメーカ
右心室のみに1本のリード。VVIと違いは心房の活動を感知することができる点。
洞結節の機能が正常な房室ブロックの患者が適応。

DDDペースメーカ
右心房と右心室それぞれにリードがある。ほとんどすべての徐脈に対応できるが，リードを2本入れる必要がある。

■NBGコード

Ⅰ	Ⅱ	Ⅲ	Ⅳ	（Ⅴ）
ペーシング部位	センシング部位	センシングイベントへの応答様式	レート応答機能	マルチサイトペーシング
O = None A = Atrium V = Ventricle D = Dual 　（A + V）	O = None A = Atrium V = Ventricle D = Dual 　（A + V）	O = None T = Triggered I = Inhibited D = Dual 　（T + I）	O = None R = Rate modulation	O = None A = Atrium V = Ventricle D = Dual 　（A + V）
S = Single 　（A or B）	S = Single 　（A or B）			

循環器⑨ 心筋梗塞を見つけたら即行動

■ST上昇を伴う心筋梗塞の治療アルゴリズム

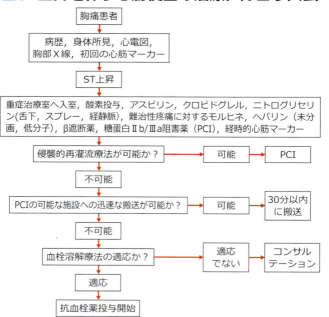

FCCS運営委員会監修：FCCSプロバイダーマニュアル 第2版, P.10〜11, メディカルサイエンスインターナショナル, 2013.

■急性心筋梗塞の典型的パターン

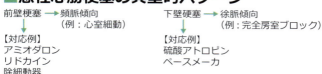

循環器⑩ 冠動脈の支配領域と心筋梗塞の心電図の特徴

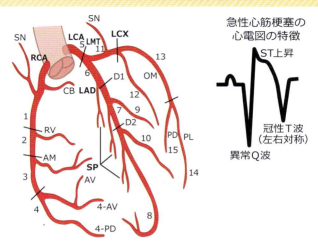

■ST上昇／異常Q波に基づく心筋梗塞の部位診断

●ST下降／R波増高

責任血管	梗塞部位	I	II	III	aV_R	aV_L	aV_F	V_1	V_2	V_3	V_4	V_5	V_6
左前下行枝	前壁									○	○		
	中隔							○	○				
	前壁中隔							○	○	○	○		
	広範囲前壁	○				○		○	○	○	○		
	高位側壁	○				○							
左回旋枝	側壁	○				○							
	下壁		○	○			○						
右冠動脈	後壁							●	●	●			
	下側壁	○	○	○			○					○	○
	下壁右室		○	○			○	○					

循環器⑪ 心不全で判断しておきたい分類

■NYHA（New York Heart Association）分類

Ⅰ度	心疾患はあるが身体活動に制限はない。 日常的な身体活動では著しい疲労，動悸，呼吸困難あるいは狭心痛を生じない。
Ⅱ度	軽度の身体活動の制限がある。安静時には無症状。 日常的な身体活動で疲労，動悸，呼吸困難あるいは狭心痛を生じる。
Ⅲ度	高度な身体活動の制限がある。安静時には無症状。 日常的な身体活動以下の労作で疲労，動悸，呼吸困難あるいは狭心痛を生じる。
Ⅳ度	心疾患のためいかなる身体活動も制限される。 心不全症状や狭心痛が安静時にも存在する。わずかな労作でこれらの症状は増悪する。
（付）	Ⅱs度：身体活動に軽度制限のある場合 Ⅱm度：身体活動に中等度制限のある場合

The criteria committee of the New York Heart Association. Nomenclature and criteria for diagnosis of diseases of the heart and great vessels. 9th edition, Boston, Mass：Little, Brown & Co；1994：253-256

■Nohria/Stevenson分類

低灌流所見の有無 →

うっ血所見の有無 ↑

	なし	あり
なし	dry-warm A	wet-warm B
あり	dry-cold L	wet-cold C

【低灌流所見】
小さい脈圧　四肢冷感
傾眠傾向　低ナトリウム血症
腎機能悪化

【うっ血所見】
起座呼吸　頸静脈圧の上昇
浮腫　腹水　肝頸静脈逆流

■Killip分類

クラス	身体所見
クラスⅠ	心不全の徴候なし
クラスⅡ	軽度～中等度心不全　ラ音聴取域が全肺野の50％未満
クラスⅢ	重症心不全　肺水腫，ラ音聴取域が全肺野の50％以上
クラスⅣ	心原性ショック 血圧90mmHg以下，尿量減少，チアノーゼ，冷たく湿った皮膚，意識障害を伴う

Killip T, Kimball JT. Treatment of myocardial infarction in a coronary care unit：A two year experience with 250 patients．Am J Cardiol. 20. 457-464. 1967.

循環器⑫ BNP値で心不全を判断する

■BNP，NT-proBNP値の心不全診断へのカットオフ値

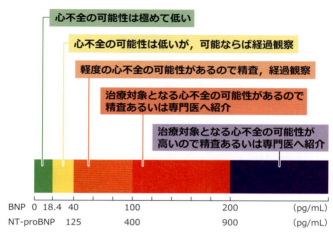

一般社団法人日本心不全学会：血中BNPやNT-proBNP値を用いた心不全診療の留意点について

■BNP値に干渉する病態

BNP低値になる病態	肥満
BNP高値になる病態	頻脈，心膜病変，敗血症，腎機能障害，弁膜症

- 血中のBNP（脳性ナトリウム利尿ペプチド）は，心臓にストレスや負荷がかかると，心室から分泌されるホルモンである。
- BNPが高いと心臓の働きが脆弱になっている可能性がある。

循環器⑬ クリニカルシナリオに基づき初期治療を始める

■クリニカルシナリオ（CS）に基づいた初期治療

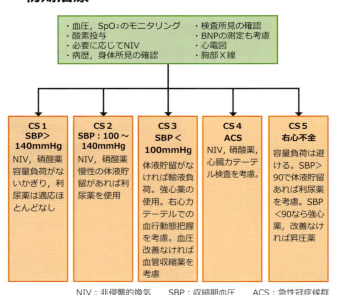

- 血圧，SpO₂のモニタリング
- 酸素投与
- 必要に応じてNIV
- 病歴，身体所見の確認
- 検査所見の確認
- BNPの測定も考慮
- 心電図
- 胸部X線

CS 1 SBP＞140mmHg
NIV，硝酸薬 容量負荷がないかぎり，利尿薬は適応ほとんどなし

CS 2 SBP：100～140mmHg
NIV，硝酸薬 慢性の体液貯留があれば利尿薬を使用

CS 3 SBP＜100mmHg
体液貯留がなければ輸液負荷。強心薬の使用。右心カテーテルでの血行動態把握を考慮。血圧改善なければ血管収縮薬を考慮

CS 4 ACS
NIV，硝酸薬，心臓カテーテル検査を考慮。

CS 5 右心不全
容量負荷は避ける。SBP＞90で体液貯留あれば利尿薬を考慮。SBP＜90なら強心薬，改善なければ昇圧薬

NIV：非侵襲的換気　　SBP：収縮期血圧　　ACS：急性冠症候群

Mebazaa A, et al. Practical recommendations for prehospital and early in-hospital management of patients presenting with acute heart failure syndromes. Crit Care Med. 2008 Jan;36 (1 Suppl):S129-39.

■クリニカルシナリオ（CS）

CS 1	・突然の呼吸困難感を来すが浮腫は少ない。 ・水分再分配による急性心不全。HFpEFが多く，拡張能の低下や血管機能低下が原因。 ・初期治療は血管拡張薬が主体。 ・ACSや急性MR，心房粗動の出現などが契機になる場合があり，必ず鑑別。
CS 2	・Nohria-Stevenson分類のWet＆Warmの状態。末梢循環は保たれているがうっ血を認めることが多い。 ・体重増加や全身浮腫を認める。 ・慢性心不全を基礎にしていることが多い。 ・左室拡張末期圧を下げるために血管拡張薬を使用すると症状の改善は早い。 ・うっ血があれば利尿薬を使用。
CS 3	・末梢循環不全の状態であり，心機能が高度に低下していることが多い。 ・低血圧に対しては昇圧薬，低拍出に対しては強心薬や機械的サポート（IABPなど）を考慮。 ・コントロールに難渋する場合は右心カテーテルによる管理を検討。
CS 4	・ACSによる急性心不全。 ・ACSの加療も行う。
CS 5	・右心不全による急性心不全。 ・適切な体液量管理が非常に重要。

HFpEF：拡張不全　　　ACS：急性冠症候群　　　MR：僧帽弁閉鎖不全症

Mebazaa A, et al. Practical recommendations for prehospital and early in-hospital management of patients presenting with acute heart failure syndromes. Crit Care Med. 2008 Jan;36 (1 Suppl) :S129-39.

循環器⑭ 非観血的中心静脈圧から心不全を推定する

■非観血的中心静脈圧の推定法

```
患者に臥床してもらい,顔を少し反対側に向けてもらう
                    ↓
           45°にギャッチアップする
           ↓              ↓
   頸静脈に怒張あり    頸静脈の拍動が見える上端が,
                     胸骨角より3cm以上高い
           ↓              ↓
右心不全により,右心房内   右心房圧の上昇で,うっ血を
に血液がたまって,中心静   来していると判断できる
脈圧が上昇していることが
予測できる
```

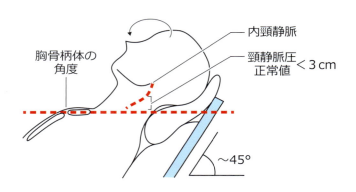

循環器⑮ 主な抗血小板薬・抗凝固薬の休薬期間・違い

■主な抗血小板薬・抗凝固薬の休薬期間

作用機序	薬物名	休薬期間の目安
ADP受容体拮抗(不可逆的)	チクロピジン	7～14日
	クロピドグレル	7～14日
TXA$_2$合成阻害(不可逆的)	アスピリン	7～14日
	イコサペント酸	7～10日
TXA$_2$合成阻害	トラピジル	1～2日
PDE阻害	シロスタゾール	3日
PDE阻害,血管内皮からのPGI$_2$放出	ジピリダモール	1～2日
5-HT$_2$阻害	サルポグレラート	1～2日
凝固因子産生阻害	ワルファリン	3～5日
アンチトロンビン依存性抗凝固	未分画ヘパリン	4～6時間
	低分子量ヘパリン	12～24時間
	ダナパロイド	12～24時間
	フォンダパリヌクス	36時間以上

日本麻酔科学会編:周術期管理チームテキスト 第5章手術室管理・その他, Ⅷ抗血栓療法, P.143～150, 日本麻酔科学会, 2010.を引用, 一部改変

■抗血小板薬・抗凝固薬の違い (抗血小板薬と抗凝固薬の特徴はP.83参照)

	抗血小板薬	抗凝固薬
どこの血栓予防に役立つ?	**動脈**血栓症	**静脈**血栓症
代表的な疾患	・非心原性脳梗塞 →アテローム血栓性脳梗塞・ラクナ梗塞 ・虚血性心疾患 →心筋梗塞・狭心症 ・閉塞性動脈硬化症	・心原性脳塞栓症 →原因の血栓は主に心房内で血液が停滞するために発生する。静脈血栓に近い性質を示す ・肺血栓塞栓症 ・深部静脈血栓症
薬品一覧	コンプラビン配合錠 →バイアスピリン+プラビックス タケルダ配合錠 →バイアスピリン+タケプロン エフィエント プラビックス バイアスピリン アンプラーグ バナルジン ドルナー/プロサイリン オパルモン/プロレナール エパデール プレタール	ワーファリン プラザキサ イグザレルト エリキュース リクシアナ

大動脈瘤・大動脈瘤解離の特徴と責任血管病変

■大動脈瘤の定義

胸部大動脈瘤 (TAA)	上行大動脈≧5.5cm（Marfan症候群は高リスクのため4〜4.5cm），下行大動脈≧6cm，0.5cm/年以上の増大，大動脈弁置換術を行う患者では4.5cm以上
腹部大動脈瘤 (AAA)	最大短径が男性≧5.5cm・女性≧5.0cm，0.5cm/6カ月以上の増大傾向，有症状，腎動脈下／腎動脈近傍では5.5cm以上

・待機的治療を考慮する症例は手術およびステントグラフトの適応を考慮。
・無症状の大動脈瘤の手術適応は最大短径で評価。

■ステントグラフトの適応

胸部大動脈瘤 (TAA)	上行・弓部大動脈では明確な適応なし（大動脈解離では適応）。下行大動脈では外科手術高リスク例では第一選択，低リスクでも考慮。外傷性大動脈損傷や破裂例では適応となる。
腹部大動脈瘤 (AAA)	短期的な死亡率や出血，入院期間の短縮には効果があるが，長期生存率は手術と変わらず。現状では手術高リスク群や手術を希望しない症例において適応となる。

■臓器障害および責任血管病変

脳梗塞	腕頭動脈・頸動脈の閉塞や低血圧，血栓塞栓
対麻痺	肋間動脈や脊髄動脈による脊髄虚血
腸管虚血	腹腔動脈や上下腸間膜動脈の閉塞，血栓塞栓
四肢虚血	四肢への血管の閉塞，血栓塞栓
急性腎不全	腎動脈の閉塞

・Stanford A型は緊急手術，Stanford B型は基本的に保存的療法となる。

Hiratzka LF, et al. 2010 ACCF/AHA/AATS/ACR/ASA/SCA/SCAI/SIR/STS/SVM Guidelines for the diagnosis and management of patients with thoracic aortic disease. A Report of the American College of Cardiology Foundation/American Heart Association Task Force on Practice Guidelines, American Association for Thoracic Surgery, American College of Radiology, American Stroke Association, Society of Cardiovascular Anesthesiologists, Society for Cardiovascular Angiography and Interventions, Society of Interventional Radiology, Society of Thoracic Surgeons, and Society for Vascular Medicine. J Am Coll Cardiol 2010; 55: e27-e129.

■大動脈の各名称と発生部位による大動脈瘤の分類

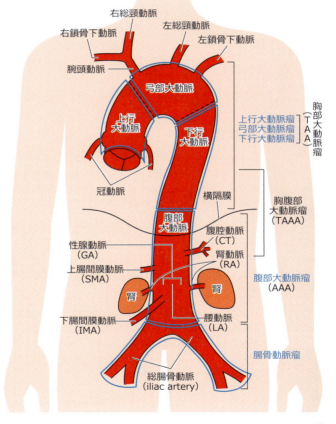

循環器⑰ **PAD（末梢動脈疾患）の重症度は何を見て判断すればよいか**

■Fontaine分類

Ⅰ度	足が冷たい，足がしびれる，足の皮膚が青白い
Ⅱ度	少し歩くと足が痛くなり，歩けなくなるが，しばらく休むとまた歩けるようになる（間欠性跛行）
Ⅲ度	じっとしていても足が痛む
Ⅳ度	足の皮膚がただれたり（潰瘍）壊死したりする

■その他の検査方法

ABI	スクリーニングや診断に使用する。正常は0.9～1.3で＜0.90でPADと診断。また＞1.3も高度石灰化を示唆する。TBI（toe-brachial index）はその際に有用であり，施設によっては利用できる。
運動負荷ABI	トレッドミル運動負荷や6分間歩行で負荷を行う。運動後ABIが0.9未満もしくは安静時ABIより≧20％の低下がある場合，診断となる。安静時ABIで診断に至らない場合に有用であり，運動耐容能の評価にも有用。
画像評価	診断に必ず必要ではないがPAD以外の疾患（動脈瘤，動脈解離，塞栓症など）を疑う際は考慮。また血管治療を行う際の解剖学的評価に使用。下肢動脈造影がゴールドスタンダードであるが，施設基準で下肢動脈エコー，CTアンギオ，MRAも使用。
心電図	虚血性心疾患の合併も多いため評価。

■PAD診断のアルゴリズム

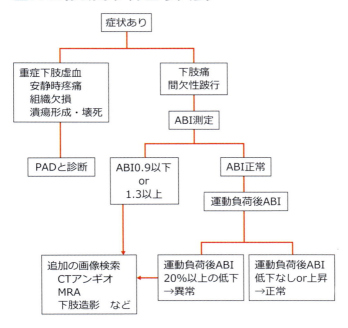

Rooke TW et al. J Am Coll Cardiol. Management of patients with peripheral artery disease (compilation of 2005 and 2011 ACCF/AHA Guideline Recommendations) : a report of the American College of Cardiology Foundation/American Heart Association Task Force on Practice Guidelines. 2013;61 (14) :1555-1570.
Dormandy JA, et al. Management of peripheral arterial disease (PAD). TASC Working Group. TransAtlantic Inter-Society Consensus (TASC). J Vasc Surg. 2000; 31 (1 Pt 2) :S1-S296.などを参考に作成

消化器❶ 体液量の一般的評価法

■水分欠乏量の推定

①体重からの推定

水分欠乏量(L)＝通常時の体重(kg)−現在の体重(kg)

➡短期間で脱水になった時に推定として使用できる。

②血清Na濃度からの推定

水分欠乏量(L)＝通常時の体重(kg)×0.6(体内総水分量)×(1 − **A**)

Aは，通常時の血清Na濃度/現在の血清Na^+濃度

※Na^+を多量に喪失した場合や大量出血時には，Ht値をこれらの計算式に当てはめても正確なデータは得られない。

※体液量を評価するには，臨床症状に起因した細胞内液および細胞外液のバランスの確認とバランスシート(水分出納表)による経時的変化や身体所見などから総合的な判断が必要である。

③ヘマトクリット(Ht)値からの推定

水分欠乏量(L)＝(1 − 45/Ht)×体重(kg)×0.6

■Na^+欠乏量の推定

- Na^+欠乏量(mEq)＝体重減少量(kg)×140(mEq/L)
- Na^+欠乏量(mEq)＝現在の体重(kg)×0.6×〔140−現在のNa^+濃度(mEq/L)〕

維持輸液量＝(尿量＋便＋不感蒸泄量)−(経口摂取＋代謝水)

消化器❷ 腹膜刺激症状の見方

■筋性防御

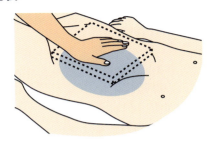

腹部全体が板のように硬く触れる（板状硬）。

落合慈之監修, 針原康他編：消化器疾患ビジュアルブック, 第2版, 腹膜刺激症状, P.215, 学研メディカル秀潤社, 2014. より引用, 改編

■反跳痛（Blumberg〈ブルンベルグ〉徴候）

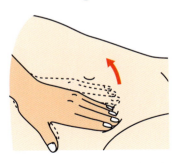

手のひらでゆっくり圧迫し，急に離した時に強い疼痛を訴える。

落合慈之監修, 針原康他編：消化器疾患ビジュアルブック, 第2版, 腹膜刺激症状, P.215, 学研メディカル秀潤社, 2014. より引用, 改編

消化器❸ 6項目から判定する潰瘍性大腸炎

■潰瘍性大腸炎の臨床的重症度

	重症	中等症	軽症
1．排便回数	6回以上	重症と軽症の中間	4回以下
2．顕血便	（＋＋＋）		（＋）〜（−）
3．発熱	37.5℃以上		（−）
4．頻脈	90回/分以上		（−）
5．貧血	Hb10g/dL以下		（−）
6．血沈	30mm/時以上		正常

重症：1と2および3または4を満たし，6項目中4項目を満たすもの。
軽症：6項目すべてを満たすもの。

医療情報科学研究所編：病気がみえる vol.1 消化器, 第4版, P.318, メディックメディア, 2012.

■潰瘍性大腸炎　病変のできる部位

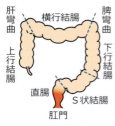

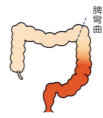

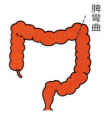

①直腸炎型
炎症が直腸だけに限局しているもの

②左側大腸炎型
炎症が脾彎曲部を超えていないもの

③全大腸炎型
炎症が大腸全体に広がっているもの

難治性炎症性腸管障害に関する調査研究班（鈴木班）：潰瘍性大腸炎の皆さんへ知っておきたい治療に必要な基礎知識を参考に作成

> 消化器❹ **腹部を触診して急性胆嚢炎が分かる**

■Murphy（マーフィー）徴候

深呼吸をさせると，吸気の中断が見られる

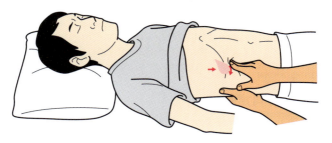

右上腹部を手で圧迫

Murphy（マーフィー）徴候とは

右上腹部を手で圧迫しながら，患者に深呼吸をさせると，吸気によって下方におりてきた胆嚢に指が触れることで，痛みが増強し，吸気を途中でやめること。急性胆嚢炎を示唆する所見。

消化器❺ 急性胆嚢炎

■診断基準

A：局所の臨床徴候	A-1：Murphy徴候，A-2：右上腹部の腫瘤触知・自発痛・圧痛
B：全身の炎症所見	B-1：発熱，B-2：CRP値の上昇，B-3：白血球数の上昇
C：急性胆嚢炎の特徴的画像検査所見	

確診：Aのいずれか＋Bのいずれか＋Cのいずれかを認めるもの
疑診：Aのいずれか＋Bのいずれかを認めるもの

急性胆管炎・胆嚢炎診療ガイドライン改訂出版委員会他編：急性胆管炎・胆嚢炎診療ガイドライン2013, P.45, 医学図書出版, 2013.

■重症度判定基準

重症急性胆嚢炎 （GradeⅢ）	以下のいずれかを伴う場合 ・循環障害（ドパミン≧5μg/kg/min，もしくはノルアドレナリンの使用） ・中枢神経障害（意識障害） ・呼吸機能障害（PaO_2/FiO_2比＜300） ・腎機能障害（乏尿，もしくはCr＞2.0mg/dL） ・肝機能障害（PT-INR＞1.5） ・血液凝固異常（血小板＜10万/mm^3）
中等症急性胆嚢炎 （GradeⅡ）	以下のいずれかを伴う場合 ・白血球数＞18,000/mm^3 ・右季肋部の有痛性腫瘤触知 ・症状出現後72時間以上の症状の持続 ・顕著な局所炎症所見（壊疽性胆嚢炎，胆嚢周囲膿瘍，肝膿瘍，胆汁性腹膜炎，気腫性胆嚢炎などを示唆する所見）
軽症急性胆嚢炎 （GradeⅠ）	急性胆嚢炎のうち，「中等症」，「重症」の基準を満たさないものを「軽症」とする。

急性胆管炎・胆嚢炎診療ガイドライン改訂出版委員会他編：急性胆管炎・胆嚢炎診療ガイドライン2013, P.50, 医学図書出版, 2013.

消化器❻ 急性膵炎

■ 診断基準

1. 上腹部に急性腹痛発作と圧痛がある
2. 血中または尿中に膵酵素の上昇がある
3. 超音波，CTまたはMRIで膵に急性膵炎に伴う異常所見がある

上記3項目中2項目以上を満たし，他の膵疾患および急性腹症を除外したものを急性膵炎と診断する．ただし，慢性膵炎の急性増悪は急性膵炎に含める
注：膵酵素は膵特異性の高いもの（膵アミラーゼ，リパーゼなど）を測定することが望ましい

武田和憲，大槻眞，北川元二他：急性膵炎の診断基準・重症度判定基準最終改訂案．厚生労働科学研究補助金難治性疾患克服研究事業難治性膵疾患に関する調査研究，平成17年度総括・分担研究報告書2006；27-34．

■ 厚生労働省急性膵炎重症度判定基準

予後因子：以下の項目を各1点とし，合計2点以下は軽症，3点以上は重症とする
1. Base excess≦－3mEq/L，またはショック（収縮期血圧≦80mmHg）
2. PaO_2≦60mmHg（room air），または呼吸不全（人工呼吸器管理を必要とするもの）
3. BUN≧40mg/dL（またはCr≧2.0mg/dL），または乏尿（輸液後も1日尿量が400mL以下であるもの）
4. LDHが基準値上限の2倍以上
5. 血小板数≦10万/mm^3
6. 総Ca値≦7.5mg/dL
7. CRP≧15mg/dL
8. SIRS診断基準における陽性項目数≧3
   SIRS（全身性炎症反応症候群）診断基準項目
   ①体温＞38℃あるいは＜36℃
   ②脈拍＞90回/分
   ③呼吸数＞20回/分あるいは$PaCO_2$＜32mmHg
   ④白血球数＞12,000/mm^3または＜4,000/mm^3または10%超の幼若球の出現
9. 70歳以上

厚生労働省急性膵炎重症度判定基準（2008）

■ 造影CTによるグレード

造影CTのGrade：炎症の膵外進展度と造影不良域から重症度を判定する
1. 炎症の膵外進展度
   ・前腎傍腔　　　　0点
   ・結腸間膜根部　　1点
   ・腎下極以遠　　　2点
2. 膵の造影不良域
   ・各区域に限局，あるいは膵の周辺のみ　　0点
   ・2つの区域にかかる場合　　　　　　　　1点
   ・2つの区域全体，あるいはそれ以上　　　2点

1と2の合計が1点（Grade 1），2点（Grade 2），3点（Grade 3）
Grade 1以下は軽症，Grade 2以上は重症とする

厚生労働省急性膵炎重症度判定基準（2008）

消化器❼ 肝性脳症の昏睡度分類

昏睡度	精神症状	参考事項
Ⅰ	睡眠－覚醒リズムの逆転 多幸気分，ときに抑うつ状態 だらしなく，気にとめない態度	retrospectiveにしか判定できない場合が多い
Ⅱ	指南力（時，場所）障害，物をとり違える（confusion） 異常行動（例：お金をまく，化粧品をゴミ箱に捨てるなど） 時に傾眠状態（普通の呼びかけで開眼し，会話ができる） 無礼な行動があったりするが，医師の指示に従う態度を見せる	興奮状態がない 尿，便失禁がない 羽ばたき振戦あり
Ⅲ	しばしば興奮状態又はせんもう状態を伴い，反抗的態度をみせる 嗜眠状態（ほとんど眠っている） 外的刺激で開眼しうるが，医師の指示に従わない，又は従えない（簡単な命令には応じえる）	羽ばたき振戦あり（患者の協力が得られる場合） 指南力は高度に障害
Ⅳ	昏睡（完全な意識の消失） 痛み刺激に反応する	刺激に対して，払いのける動作，顔をしかめるなどがみられる
Ⅴ	深昏睡 痛み刺激にも全く反応しない	

犬山シンポジウム記録刊行会編：第12回犬山シンポジウム　A型肝炎・劇症肝炎, P.124, 中外医学社, 1982.

消化器❽ 内視鏡で食道静脈瘤を判断する

■食道静脈瘤内視鏡所見

判定因子	記号	細分
基本色調 (Color)	C	C_W：白色静脈瘤，C_B：青色静脈瘤
発赤所見 (Red-Color sign)	R-C sign	RC（−）：発赤所見をまったく認めない静脈瘤 RC（＋）：発赤所見を認める静脈瘤で，下記のように分類される。 ①ミミズ腫れ様所見（red wale marking） ②Cherry-red spot様所見（cherry-red spot） ③血マメ様発赤所見（hematocystic spot） ④びまん性発赤所見（diffuse redness） ＊毛細血管拡張症（telangiectasia）が高度で静脈瘤上に這い上がったもの，およびフィブリン塞栓があれば付記する。
形態（Form）	F	F_1：直線的拡張，蛇行した静脈瘤 F_2：連珠状静脈瘤 F_3：結節状静脈瘤
占拠病変 (Location)	L	Li：下部食道1/3に限局した静脈瘤 Lm：中部食道に及ぶ静脈瘤 Ls：上部食道まで認める静脈瘤 ＊胃静脈瘤があればLgとして付記する。
随伴食道炎	E	びらん，白苔所見があれば記載

井口潔：食道静脈瘤内視鏡所見記載基準，日本消化器外科学会雑誌，Vol.13, No.4, P.338～340, 1980.より引用，一部改変

■Forrest分類

Ⅰ：活動性出血，Ⅰa：噴出性出血，Ⅰb：湧出性出血

Ⅱ：最近の出血，Ⅱa：露出血管，Ⅱb：付着血栓，Ⅱc：平坦な色素沈着

Ⅲ：出血なし，厚い白苔

一般的にⅠ，Ⅱaは高リスク，Ⅱbは血栓除去してリスク評価，Ⅱc,Ⅲは低リスクとされている。

Kohler B, et al：Upper GI-bleeding：Value and consequences of emergency endoscopy and endoscopic treatment, Hepatogastroenterology 38：198, 1991.より引用，一部改変

消化器⑨ イレウスの分類と特徴

分類		主な原因	
機械的イレウス	単純性（閉塞性）イレウス	①先天性疾患：先天性腸管閉塞症など ②異物：胆石，腸石，糞便，食事など ③器質的疾患：小腸腫瘍，大腸がん，癒着，潰瘍性大腸炎，クローン病などの炎症性疾患など	腫瘍（口側／肛門側） 術後の癒着
機械的イレウス	複雑性（絞扼性）イレウス	①腸管および腸間膜の絞扼 ②腸重積：口側腸管が肛門側腸管に嵌入した状態 ③腸捻転：腸管が腸間膜と共にねじれ，腸管内腔の狭窄・閉塞 ④ヘルニア嵌頓：腹壁・腹膜にある裂隙を通り腸管の嵌入，いずれも通過障害と血流障害を来した状態	腸重積 ヘルニア嵌頓／ヘルニア嚢
機能的イレウス	麻痺性イレウス	①開腹手術後，長期臥床：腸管麻痺が遷延している状態 ②腹膜炎による炎症 ③血管性：腹腔内出血，静脈血栓・塞栓	全腸管の拡張
機能的イレウス	痙攣性イレウス	①薬物中毒（糖尿病治療薬，向精神薬） ②アニサキス ③鉛中毒	腸管が痙攣性に収縮

高山裕喜枝：腸閉塞（イレウス）の病態生理とケアのポイント，重症集中ケア，Vol.10, No.3, P.24〜26, 2011.を参考に作成

消化器⑩ ストーマの種類

■造設部位と臓器による分類

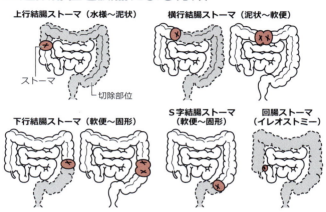

■消化管ストーマの分類

分類	種類と名称	
期間	永久的ストーマ 一時的ストーマ	
造設部位・臓器	結腸ストーマ	S状結腸ストーマ 上行結腸ストーマ 横行結腸ストーマ 下行結腸ストーマ
	回腸ストーマ	
	その他のストーマ	粘液瘻・食道瘻・胃瘻など
開口の数	単孔式ストーマ（エンドストーマ）	
	双孔式ストーマ	係蹄式ストーマ（ループストーマ） 離端式ストーマ ・二連銃式ストーマ ・完全分離式ストーマ

伊藤美智子編：Nursing Mook15　ストーマケア，P.2，学研メディカル秀潤社，2003．

消化器⓫ 便性状から消化管出血部位を予測する

便の性状	予測される出血部位
新鮮血（BRBPR：Bright Red Blood Per Rectum）	肛門直腸病変〜S状結腸からの急性出血
暗赤色便（maroon stool）	上部消化管〜右半結腸からの大量出血
凝血塊	肛門直腸病変からの緩徐な出血
正常便と血液の混合（マーブル）	右半結腸からの緩徐な出血
タール便（melena, tarry stool）	上部消化管〜小腸

- **下血**：上部消化管（胃や十二指腸）からの出血
  胃酸により酸化されてからの排泄なので基本的にタール便，真っ黒

- **血便**：下部消化管（大腸）からの出血
  出血後わりとすぐに出てくるので真っ赤（S状結腸や直腸など肛門に近いところからの出血）

- **下部消化管出血**：トライツ靭帯より肛門側の消化管（小腸，大腸）より認める出血

消化器⑫ 胃がんの深達度

■胃壁の深達度

T1a	癌の浸潤が粘膜（M）にとどまるもの
T1b	癌の浸潤が粘膜下組織（SM）にとどまるもの
T2	癌の浸潤が粘膜下組織を越えているが，固有筋層（MP）または漿膜下組織（SS）にとどまるもの
T3	癌の浸潤が漿膜下組織を越えて漿膜（S）に接しているか，またはこれを破って遊離腹腔に露出しているもの（SE）
T4	癌の浸潤が直接他臓器まで及ぶもの（SI）
Tx	癌の浸潤の深さが不明なもの

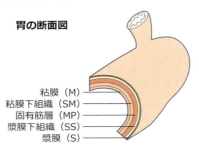

胃の断面図

粘膜（M）
粘膜下組織（SM）
固有筋層（MP）
漿膜下組織（SS）
漿膜（S）

■郭清の対象となるリンパ節転移

・胃に関連のあるリンパ節の番号，名称，境界と占拠部位別の群分類が定められている。なお，第1，2，3群以外のリンパ節転移はM1（遠隔転移あり）とする。

N0	リンパ節転移を認めない
N1	第1群リンパ節のみに転移を認める
N2	第2群リンパ節まで転移を認める
N3	第3群リンパ節まで転移を認める
NX	リンパ節転移の程度が不明である

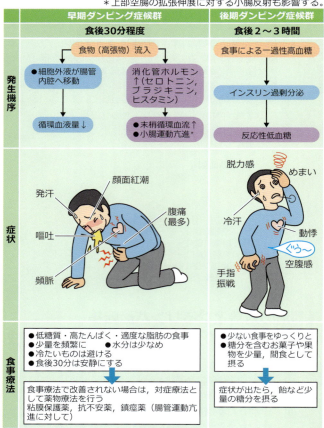

消化器⑭ 尿路結石の好発部位・痛みの出る部位

■ 尿路結石の好発部位

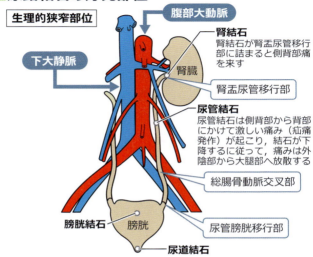

井口正典監修：STEP泌尿器科，第3版，P.179，海馬書房，2010.より引用，改変

■ 尿路結石　痛みの出る部位

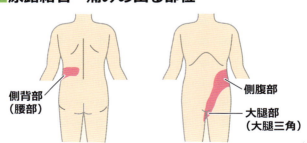

脳神経❶ 脳動脈と灌流領域

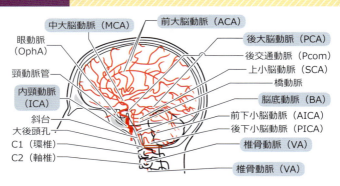

	動脈名		灌流領域
内頸動脈系	前大脳動脈（ACA）		・後頭葉以外の大脳半球内側面（前頭葉, 頭頂葉の一部）
	中大脳動脈（MCA）		・後頭葉以外の大脳半球外側面（側頭葉, 前頭葉, 頭頂葉の一部）
	分枝	レンズ核線条体静脈	・淡蒼球 ─┐ ・被殻　 ─┘レンズ核 ・内包膝, 前脚
	前脈絡叢動脈		・外側膝状体　・内包後脚 ・扁桃体
椎骨・脳底動脈系	後大脳動脈（PCA）		・大脳半球下面（後頭葉, 側頭葉の一部）
	分枝	視床穿通動脈など	・視床 ・中脳　など
	脳底動脈（BA）		・脳幹
	分枝	上小脳動脈	・中脳・橋の一部　・小脳上面
		前下小脳動脈	・延髄外側部　・小脳下面
		後下小脳動脈	

脳神経❷ 脳血管支配領域と梗塞によって生じる症状

■前大脳動脈閉塞
対側の麻痺／感覚障害（下肢＞上肢），尿失禁，無言

■前大脳動脈の支配領域

左半球の障害
右下肢＞上肢の運動障害
右下肢＞上肢の感覚障害
不適切な行動，失語

右半球の障害
左下肢＞上肢の運動障害
左下肢＞上肢の感覚障害
不適切な行動，歩行障害

※下肢の運動は，前大脳動脈支配である左右の脳の間にある部分が司るため，下肢障害が強い

■後大脳動脈閉塞
対側の感覚障害，自発痛，異常知覚，不随意運動，対側同名半盲，皮質盲

■後大脳動脈の支配領域

左半球の障害
両眼の右側の失明，記憶障害

■中大脳動脈閉塞
対側の麻痺／感覚障害（顔面＝上肢＞下肢），対側同名半盲，病側をにらむ眼球偏位，失語（優位側），半側空間無視（劣位側）

■中大脳動脈の支配領域

左半球の障害
右上肢＞下肢の運動障害
右上肢＞下肢の感覚障害
失語，読み書きできない

右半球の障害
左上肢＞下肢の運動障害
左上肢＞下肢の感覚障害
左側にある物を無視してしまう

※上肢の運動は，中大脳動脈支配である脳の上外側にある部分が司るため，上肢障害が強い

岡本武士：脳・神経の病態マップ（特集 ベッドサイドでナースができる！脳・神経の異常"とっさの"見かたと対応），Expert nurse，Vol.31，No.3，P.16〜21，2015．

脳神経❸ 運動神経と障害

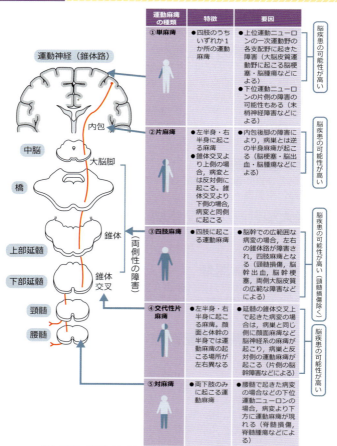

	運動麻痺の種類	特徴	要因	
①	単麻痺	●四肢のうちいずれか1か所の運動麻痺	●上位運動ニューロンの一次運動野の各支配野に起きた障害（大脳皮質運動野に起こる脳梗塞・脳腫瘍などによる） ●下位運動ニューロンの片側の障害の可能性もある（末梢神経障害による）	脳疾患の可能性が高い
②	片麻痺	●左半身・右半身に起こる麻痺 ●錐体交叉より上側の場合，病変とは反対側に起こる。錐体交叉より下側の場合，病変と同側に起こる	●内包後脚の障害により，病巣とは逆の半身麻痺が起こる（脳梗塞・脳出血・脳腫瘍などによる）	脳疾患の可能性が高い
③	四肢麻痺	●四肢に起こる運動麻痺	●脳幹での広範囲な病変の場合，左右の錐体路が障害され，四肢麻痺となる（頸髄損傷，脳幹出血，脳幹梗塞，両側大脳皮質の広範な障害などによる）	脳疾患の可能性が高い（頸髄損傷除く）
④	交代性片麻痺	●左半身・右半身に起こる麻痺。顔面と体幹の半身では運動麻痺の起こる場所が左右異なる	延髄の錐体交叉上で起きた病変の場合は，病巣と同じ側に顔面麻痺など脳神経系の麻痺が起こり，病巣と反対側の運動麻痺が起こる（片側の脳幹障害などによる）	脳疾患の可能性が高い
⑤	対麻痺	●両下肢のみに起こる運動麻痺	●腰髄で起きた病変の場合などの下位運動ニューロンの場合，病巣より下方に運動麻痺が現れる（脊髄損傷，脊髄腫瘍などによる）	

櫻木千恵子：⑦運動障害（運動麻痺）手足の動きが悪い。これってやはり麻痺なの？，エキスパートナース，Vol.32，No.6，P.56，2016.

脳神経❹ 感覚神経と障害

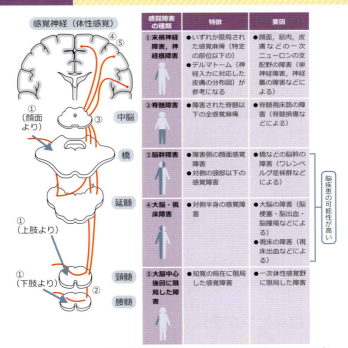

感覚障害の種類	特徴	要因	
①末梢神経障害，神経根障害	●いずれか限局された感覚麻痺（特定の部位以下の） ●デルマトーム（神経入力に対応した皮膚の分布図）が参考になる	●顔面，筋肉，皮膚などの一次ニューロンの支配野の障害（単神経障害，神経叢の障害などによる）	
②脊髄障害	●障害された脊髄以下の全感覚麻痺	●脊髄視床路の障害（脊髄損傷などによる）	
③脳幹障害	●障害側の顔面感覚障害 ●対側の頸部以下の感覚障害	●橋などの脳幹の障害（ワレンベルグ症候群などによる）	脳疾患の可能性が高い
④大脳・視床障害	●対側半身の感覚障害	●大脳の障害（脳梗塞・脳出血・脳腫瘍などによる） ●視床の障害（視床出血などによる）	
⑤大脳中心後回に限局した障害	●知覚の局在に限局した感覚障害	●一次体性感覚野に限局した障害	

櫻木千恵子：⑧感覚障害 靴が脱げていても気づかないのは，なぜ？，エキスパートナース，Vol.32，No.6，P.61，2016．

脳神経⑤ 麻痺の評価方法

■ バレー徴候

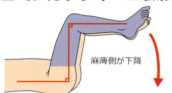

上肢の場合：開眼した状態で両腕を前に挙げ，手掌を上にし約20秒間，状態保持をしてもらう
下肢の場合：腹臥位になってもらい，膝を約135度に曲げてもらう

→ 上肢の麻痺側は，肘が屈曲，前腕が回内し，徐々に落ちる
下肢の麻痺側は，下降，揺れが見られる

■ ミンガッツィーニ徴候

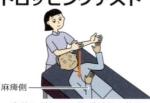

麻痺側が下降

仰臥位の状態で左右の下肢を挙げ，その状態を保持してもらう
左右の下肢の挙上が不可能な場合は片側ずつ施行する

→ 麻痺側は，大腿・下腿とも徐々に落ちる

■ ドロッピングテスト

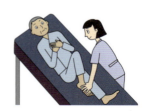

麻痺側

上肢：身体に対して上肢が垂直の位置に来るまで引っ張り，その状態から手を離す
下肢：下肢の膝を立たせる

→ 麻痺側は，すぐに倒れる

脳神経⑥ 脳梗塞を疑ったらFASTをチェック

F : Facial droop 顔面の麻痺	・口角が垂れる ・「イーと歯を見せてください」と言うと左右非対称なのがよく分かる ・飲み物や食べ物が口角からこぼれるようになる
A : Arm drift 腕の麻痺	・両手の平を上に向けて手を前に出してもらうと麻痺側は手を回しながら落ちてくる ・ものを持つことができない
S : Speech 標語障害,失語	・構語障害（ろれつが回らない） ・失語（話そうとしても言葉が出ない） ・相手の言うことをよく理解できない ・相手の問いかけに対して，返答に時間がかかる
T : Time 発症時間	・本当に急激発症か？ 発症時間をはっきりさせる ・気づいたらすぐに救急車を呼ぼう

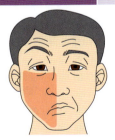

脳梗塞で生じる顔面の麻痺は顔の4分の1が障害

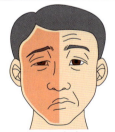

ベル麻痺（末梢性顔面神経麻痺）は顔の2分の1が障害

脳神経❼ 脳梗塞超急性期の治療

治療法	薬剤	ラクナ梗塞	アテローム血栓性脳梗塞	心原性脳塞栓症
血栓溶解療法	rt-PA（グルトパ）（アクチバシン）	発症後4.5時間以内に0.6mg/kg（max 60mg）の10%をボーラス投与，残りを1時間で点滴静注　除外項目，慎重投与など，多くの条件がある		
脳保護療法	エダラボン（ラジカット）	発症後24時間以内に投与開始		
抗血小板療法	オザグレルナトリウム（カタクロット）（キサンボン）	発症早期（5日以内）に投与開始　投与期間は14日以内		禁忌
抗凝固療法	アルガトロバン（スロンノン）（ノバスタン）	保険適応なし	発症後48時間以内に投与開始	禁忌
	ヘパリンナトリウム	進行型脳梗塞で持続点滴		急性期再発予防として持続点滴
血液希釈療法	デキストラン40（サヴィオゾール）	時に使用原則	血栓性,血行力学的機序に最もよい適応	適応なし〜不明
脳浮腫治療	グリセオール	必要なし	時に使用	心不全には慎重投与
	マンニトール	適応なし〜不明	適応なし〜不明	高度の脳浮腫　切迫脳ヘルニア

脳神経⑧ 血栓溶解療法の前に確認すること

■血栓溶解療法（静脈内投与）

発症4.5時間内の場合，血栓溶解療法を考慮。

除外項目

既往歴	非外傷性頭蓋内出血，1カ月以内の脳梗塞（TIAを含まない），3カ月以内の重篤な頭部脊髄外傷あるいは手術，21日以内の消化管あるいは尿路出血，14日以内の大手術あるいは頭部以外の重篤な外傷，治療薬の過敏症
臨床所見	急性大動脈解離の合併，くも膜下出血，出血の合併（頭蓋内，消化管，尿路，後腹膜，喀血），収縮期血圧（降圧療法後も185mmHg以上），拡張期血圧（降圧療法後も110mmHg以上），重篤な肝障害，急性膵炎
血液所見	血糖異常（＜50mg/dL，または＞400mg/dL），血小板10万/mm³以下，抗凝固療法中ないし凝固異常症においてPT-INR＞1.7，APTTの延長（前値の1.5倍を超える）
画像所見	CTで広汎な早期虚血性変化，CT/MRI上の圧排所見（正中構造偏位）

慎重投与

既往歴	10日以内の生検・外傷，10日以内の分娩・流早産，1カ月以上経過した脳梗塞（特に糖尿病合併例），3カ月以内の心筋梗塞，蛋白製剤アレルギー
神経症候	NIHSS値26以上，軽症，症候の急速な軽症化，痙攣（既往歴などからてんかんの可能性が高ければ適応外）
臨床所見	脳動脈瘤・頭蓋内腫瘍・脳動静脈奇形・もやもや病，胸部大動脈瘤，消化管潰瘍・憩室炎，大腸炎，活動性結核，糖尿病性出血性網膜症・出血性眼症，血栓溶解薬，抗血栓薬投与中（特に経口抗凝固薬投与中），月経期間中，重篤な腎障害，コントロール不良の糖尿病，感染性心内膜炎

峰松一夫他：rt-PA（アルテプラーゼ）静注療法適正治療指針 第二版，脳卒中，Vol.39, No.1，P.43～86, 2017.

脳神経⑨ 頭痛の原因

種類	徴候・検査	処置
くも膜下出血*	急激な意識障害，髄膜刺激症状・頭部CT検査	脳外科緊急手術
硬膜下血腫* 硬膜外血腫*	頭部打撲後の神経症状 頭部CT検査	脳外科手術
高血圧性脳症	長期の高血圧者では220／110mmHg以上，正常血圧者では160／100mmHg以上で発症しやすい MRIでは頭頂～後頭葉の白質に血管性浮腫が認められることが多い	ニトログリセリン，カルシウム拮抗薬の点滴静注（収縮期血圧1割低下）
髄膜炎・脳炎*	発熱，髄膜刺激症状 髄液検査	抗菌薬，抗ウイルス薬，抗脳浮腫薬
急性緑内障*	眼痛，前頭部痛，視力低下	眼圧降下薬，レーザー虹彩切除術
側頭動脈炎	60歳以上の女性に多い，浅側頭動脈圧痛，発熱，赤沈亢進	ステロイド長期投与
副鼻腔炎	前頭部痛：頭部CT，耳鼻科検査	抗生物質，耳鼻科手術
慢性閉塞性肺疾患	起床時の頭痛・頭痛覚醒 低O_2・高CO_2血症	原疾患の治療
三叉神経痛	片側顔面の電撃的激痛	カルバマゼピン（抗痙攣薬）
片頭痛	拍動性片側性頭痛	トリプタミン製薬（MAO阻害薬との併用禁忌）
筋緊張性頭痛	後頭部・こめかみの頭痛	眼精疲労の解除，休養，入浴，安定剤
心因性	抑うつ・不安，MRI等による基質性疾患の否定	抗不安薬，抗うつ薬

＊救急搬送が必要な病態

日本老年医学会編：健康長寿診療ハンドブック―実地医家のための老年医学のエッセンス，P.81，メジカルビュー社，2011．

脳神経⑩ くも膜下出血の重症度

■Hunt&Kosnic分類

Grade	
Grade 0	未破裂動脈瘤
Grade I	無症状か最小限の頭痛および軽度の項部硬直を見る（JCS：0〜1，GCS：15）
Grade I a	急性の髄膜あるいは脳症状を見ないが，固定した神経学失調のあるもの
Grade II	中等度から高度の頭痛，項部硬直を見るが，脳神経麻痺以外の神経学失調は見られない（JCS：0〜1，GCS：15）
Grade III	傾眠状態，錯乱状態，または軽度の巣症状を示すもの（JCS：2〜10，GCS：13〜14）
Grade IV	混迷状態で中等度から重篤な片麻痺があり，早期除脳硬直および自律神経障害を伴うこともある（JCS：20〜100，GCS：7〜12）
Grade V	深昏睡状態で，除脳硬直を示し，瀕死の様相を示すもの（JCS：200〜300，GCS：3〜6）

■WFNS分類

重症度	GCS	神経脱落症状
Grade I	15	神経症状（麻痺，失語など）なし
Grade II	14〜13	
Grade III	12〜7	神経症状あり
Grade IV		
Grade V	6〜3	

WFNS：World Federation of Neuro-logical Societies（国際脳神経外科連合）

脳神経⑪ 髄膜炎を疑った際のアルゴリズム

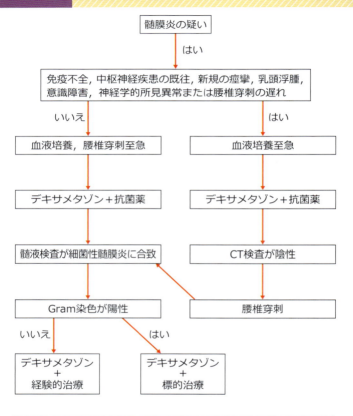

Clin Infect Dis 2008;47:303-27を基に作成

脳神経⑫ 髄膜刺激症状を知るには

検査	項部硬直	ケルニッヒ（Kernig）徴候	ブルジンスキー（Brudzinski）徴候
方法	仰臥位の状態で頭部を前屈させる。	仰臥位の状態で足を持ち上げる。	仰臥位の状態で頭部を前屈させる。
異常時の所見	頭部を前屈させると抵抗がある。	抵抗により膝を135°以上伸展できない。	股関節・膝関節が自動的に屈曲する。

検査	neck flexiton test（頸部前屈試験）	jolt accentuation of headache（揺すぶり増強試験）
方法	直立した状態で頭部を前屈する。	頭部を水平に振る。
異常時の所見	屈曲時に抵抗や疼痛があり，下顎が前胸部につかない。	頭を振ると頭痛がひどくなる。

その他❶ 凝固異常・抗凝固療法

■播種性血管内凝固症候群（DIC）の診断基準の比較

	厚生労働省	ISTH	急性期
感度	51.3%	50.4%	80.0%
特異度	64.9%	71.4%	33.2%

■ワルファリンによる抗凝固療法中の出血・処置への対応

PT-INR	出血の有無	推奨されている対処法
<5.0	なし	ワルファリンの減量，または1回分スキップして減量で再開，またはPT-INRの延長が軽度であれば減量なし。
5.0～9.0	なし	1～2回スキップし，減量して再開，または1回分スキップしてビタミンKを1～2.5mg経口投与。
>9.0	なし	一度中止して2.5～5mgのビタミンKの経口投与を開始。INRを頻繁にチェックし，必要に応じてビタミンKを追加投与。PT-INR<3.0で減量して再開。
数値にかかわらず	あり	中止して，5～10mgのビタミンKを緩徐に静注。緊急を要する出血の場合には，プロトロンビン複合体またはFFPを投与。

日本輸血・細胞治療学会：輸血副反応ガイド（輸血副作用対応ガイド改訂版），2014.

その他❷ 抗血小板薬と抗凝固薬の特徴

		ラクナ梗塞	アテローム血栓性脳梗塞	心原性脳塞栓症
抗血小板薬	アスピリン（バイアスピリン）	160〜300mg/日（2週間程度で75〜150mg/日へ減量）		効果不定
	シロスタゾール（プレタール）	200mg/日（うっ血性心不全は禁忌，虚血性心疾患は慎重投与）		
	クロピドグレル（プラビックス）	75mg/日（高齢者，低体重は50mg/日）		
	チクロピジン（パナルジン）	200〜300mg/日		
抗凝固薬	ワルファリンカリウム		高度狭窄性病変でアルガトロバン，ヘパリンに引き続いて投与	INR2.0〜3.0にコントロール（70歳以上はINR1.6〜2.6）
	アピキサバン（エリキュース）			10mg/日（年齢，体重，腎機能に応じ5mg/日に減量）
	リバーロキサバン（イグザレルト）			15mg/日（腎機能の程度に応じ10mg/日に減量）
	エドキサバン（リクシアナ）			体重60kg以下：30mg/日 体重60kg超：60mg/日（腎機能，併用薬に応じ30mg/日に減量）
	ダビガトラン（プラザキサ）	非弁膜症性心房細動合併例	非弁膜症性心房細動合併例	非弁膜症性心房細動による場合
		150mg×2回/日（110mg×2回/日は70歳以上の高齢者，腎機能障害，消化管出血既往例などで考慮）		

橋本洋一郎：脳梗塞急性期の診断と治療，第7版，P.3，大鵬薬品工業，2011.
市川幾恵監修，福地本晴美編，昭和大学附属病院看護部執筆：「意味づけ」「経験知」でわかる病態生理看護過程 上巻（第3版），P.512，日総研出版，2017.

その他3 輸血による血液成分の変化

■RBC

〈改善予測値〉
- 体重50kgの患者にRBCを2単位投与すると，Hb値は約1.5g/dL上昇する。
- ドナーHb値を13〜15g/dLと仮定すると，赤血球2単位には56〜60gのHbが含まれる。
- 予測上昇Hb＝投与Hb（g）/循環血液量（dL）
  循環血液量＝70（mL/kg）×体重（kg）

■FFP

〈改善予測値〉
- 体重50kgの患者にFFP480mLを投与すると，凝固因子活性が20%上昇。
- 止血に必要な凝固因子活性は正常の20〜30%程度とされる。凝固因子活性をこれだけ上昇させるために必要なFFPは約8〜12mL/kgであり，初期投与量の目安となる。

■血小板

〈改善予測値〉
- 体重50kgの患者にPCを10単位投与すると，血小板数は4万/μL上昇する。
- 予測血小板増加数（/μL）＝輸血血小板総数/循環血液量（mL）÷10^3×2/3
  投与された血小板の1/3は脾臓に捕捉されるため，最後に2/3をかける。

その他❹ 緊急輸血・クロスマッチ

■輸液用血液製剤の単位・容量・取り扱い

販売名（略号）	単位	容量(mL)	貯法（℃）
照射赤血球濃厚液-LR「日赤」			
（Ir-RBC-LR-1）	1	約140	2～6
（Ir-RBC-LR-2）	2	約280	
新鮮凍結血漿-LR「日赤」*			
（FFP-LR120）	1.5	約120	−20以下
（FFP-LR240）	3	約240	
新鮮凍結血漿-LR「日赤」成分採血*			
（FFP-LR-Ap［450］）		約450	−20以下
照射濃厚血小板-LR「日赤」			
（Ir-PC-LR-1）	1	約20	
（Ir-PC-LR-10）	10	約200	20～24
（Ir-PC-LR-15）	15	約250	（要振とう）
（Ir-PC-LR-20）	20	約250	

＊FFP使用時は，恒温槽などで30～37℃にて融解，3時間以内に輸血する

■緊急時の輸血製剤選択

血液型			血液製剤		
			第一選択	第二選択	第三選択
不明		RBC	O型	−	−
		FFP／PC	全型	−	−
判明	O	RBC	O型	−	−
		FFP／PC	全型適合		
	A	RBC	A型	O型	−
		FFP／PC	A型	AB型	B型
	B	RBC	B型	O型	−
		FFP／PC	B型	AB型	A型
	AB	RBC	AB型	A型またはB型	O型
		FFP／PC	AB型	A型またはB型	−

異型適合血を使用した場合，投与後の溶血反応に注意する。

緊急時の輸血投与の考え方

　輸血においては血液型（ABO式，Rh式）一致の製剤を使用するのが大原則だが，大出血時など血液型検査の結果を待つことができないような超緊急時にはRBCはO型，PC・FFPはAB型をそれぞれ使用する。可能ならばRh陰性血を準備するが，超緊急時にはしばしば入手困難である。

その他⑤ 糖尿病・血糖コントロール目標

■血糖コントロール目標
成人の場合。ただし妊娠例は除く

目標	HbA1c（%）
血糖正常化 （適切な食事療法や運動療法だけで達成可能な場合，または薬物療法中でも低血糖などの副作用なく達成可能な場合）	6.0未満

■糖尿病ケトアシドーシス（DKA）と
高浸透圧高血糖症候群（HHS）の臨床的特徴
臨床では両者の混在した病態も多い

	DKA	HHS
血糖（mg/dL）	>250	>600
動脈血pH	≦7.30	>7.30
血清HCO$_3^-$（mEq/L）	≦18	>18
尿中ケトン	+	±
血清ケトン	+	±
有効血清浸透圧（mOsm/kg）	さまざま	>320
アニオンギャップ	>10	さまざま
精神状態	覚醒〜昏睡	昏迷／昏睡

有効血清浸透圧 = 2 Na$^+$（mEq/L）+ 血糖（mg/dL）/18

アニオンギャップ = Na$^+$（mEq/L）− [Cl$^-$ + HCO$_3^-$（mEq/L）]

Abbas E. Kitabchi AE et al. Hyperglycemic Crises in Adult Patients With Diabetes. Diabetes Care. 2009 ; 32(7): 1335-43.を参考に作成

その他⑥ DKAとHHSの初期治療アルゴリズム

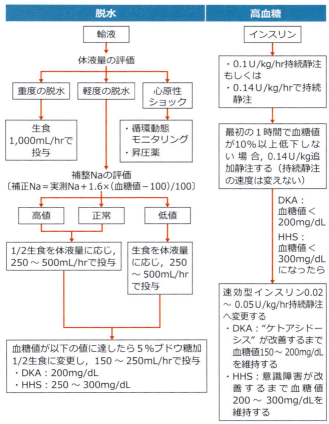

Abbas E. Kitabchi AE et al. Hyperglycemic Crises in Adult Patients With Diabetes. Diabetes Care. 2009；32(7): 1335-43.
および松原知康他：動きながら考える！内科救急診療のロジック，P.77，南山堂，2016.
を基に作成

その他7 胸部X線画像の見方

■胸部単純X線像の正常像

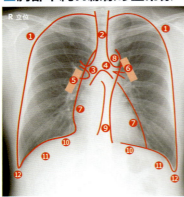

1. 肺
2. 気管～気管分岐部
3. 右主気管支
4. 左主気管支
5. 右肺動脈
6. 左肺動脈
7. 心陰影（右1～2弓，左1～4弓）
8. 大動脈弓
9. 下行大動脈
10. 横隔膜
11. 胃泡
12. 肋骨横隔膜角

■X線画像のコントラスト濃度が表す物質

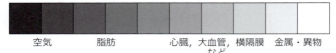

空気　　　脂肪　　　心臓, 大血管など　横隔膜　金属・異物

■肺野陰影の変化（肺密度の変化）

肺野部分が黒く変化

空気成分が増えていることを示しており，肺気腫や気胸が考えられる。

肺野分野が白く変化

炎症が生じて水成分が増えていることや，空気成分が減っていることを示しており，胸水や無気肺が考えられる。

その他⑧ 予防は必須！ 腓骨神経麻痺

■腓骨神経麻痺

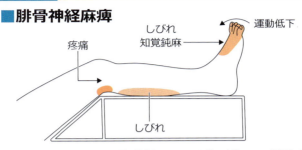

土方浩美編：整形外科ケアマニュアルポケット版, P.111, 照林社, 2000.

■腓骨神経麻痺の予防策

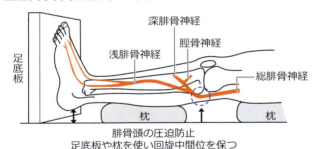

腓骨頭の圧迫防止
足底板や枕を使い回旋中間位を保つ

その他⑨ 横紋筋融解症の特徴と治療

■検査例

CK測定	＜5,000の場合は腎障害のリスクが低いと言われるが，科学的根拠は低い。
尿定性，尿沈渣	尿定性で血尿を認めるが，尿沈渣で赤血球を認めない場合，ミオグロビン尿を疑う。

■治療

電解質の頻回なチェック／補正	特に低Ca血症，高K血症
横紋筋融解症の原因探索	外傷による筋コンパートメント，高脂血症治療薬やニューキノロン系薬剤による薬剤性のものなどないか。
生食投与	尿量や呼吸状態に応じて200～1,000mL/hrで開始して適宜調整。
尿量確保（３mL/kg/hr）	ミオグロビン尿が改善されるまで輸液を行う。
尿pH	＜6.5の場合，生理食塩液に代えて５％ブドウ糖１L＋重炭酸ナトリウム100mEqへの変更も考慮してよい。Kや乳酸を含む輸液は避ける。
マンニトール	投与を行うこともあるが（最大１日200ｇまで，最大蓄積量800ｇまで），その有効性は明らかでない。投与にかかわらず尿量が保たれない場合（＜20mL/hr）は中止する。
緊急透析	必要に応じて行う。

その他⑩ スキンテア（皮膚裂傷）分類

■STARスキンテア分類システムガイドライン（一部改変）

1. 出血のコントロールおよび創洗浄を行う。
2. （可能であれば）皮膚または皮弁を元の位置に戻す。
3. 組織欠損の程度および皮膚または皮弁の色をSTAR分類システムを用いて評価する。
4. 周囲皮膚の脆弱性，腫脹，変色または打撲傷について状況を評価する。
5. 個人，創傷，およびその治癒環境について評価する。
6. 皮膚または皮弁の色が蒼白，薄黒い，または黒ずんでいる場合は，24から48時間以内または最初のドレッシング交換時に再評価する。

STAR分類システム

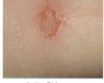

カテゴリー1a
創縁を（過度に伸展させることなく）正常な解剖学的位置に戻すことができ，皮膚または皮弁の色が蒼白でない，薄黒くない，または黒ずんでいないスキンテア。

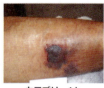

カテゴリー1b
創縁を（過度に伸展させることなく）正常な解剖学的位置に戻すことができ，皮膚または皮弁の色が蒼白，薄黒い，または黒ずんでいるスキンテア。

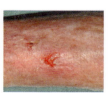

カテゴリー2a
創縁を正常な解剖学的位置に戻すことができず，皮膚または皮弁の色が蒼白でない，薄黒くない，または黒ずんでいないスキンテア。

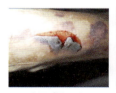

カテゴリー2b
創縁を正常な解剖学的位置に戻すことができず，皮膚または皮弁の色が蒼白，薄黒い，または黒ずんでいるスキンテア。

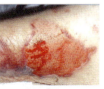

カテゴリー3
皮弁が完全に欠損しているスキンテア。

一般社団法人日本創傷・オストミー・失禁管理学会編：ベストプラクティス スキン-テア（皮膚裂傷）の予防と管理，一般社団法人日本創傷・オストミー・失禁管理学会, 2015.

[執筆者]

劒持雄二
東海大学医学部付属八王子病院 ICU・CCU 主任
集中ケア認定看護師

1999年北里大学看護専門学校卒業。東京女子医科大学救命救急センターICUでの勤務を経て、2003年より現職。2010年集中ケア認定看護師資格を取得。成人看護（急性期）臨床看護助教，日本クリティカルケア看護学会口腔ケア委員会委員，Global Sepsis Alliance委員（Ad Hoc），東海大学救急看護認定看護師教育課程非常勤講師。

著書：ICUケア観察ポイントチェック帳，ER・救急チェック帳
　　　（いずれも共著，日総研出版）

病棟急変前チェック帳

2018年6月9日 発行　　第1版第1刷

著者：劒持雄二（けんもつ ゆうじ）©

企画：日総研グループ　代表 岸田良平　発行所：日総研出版

本部 ☎(052)569-5628　FAX (052)561-1218
〒451-0051 名古屋市西区則武新町3-7-15（日総研ビル）

日総研お客様センター
名古屋市中村区則武通1-38
日総研グループ縁ビル　〒453-0017
電話 0120-057671　FAX 0120-052690

[札　幌] ☎(011)272-1821　[仙　台] ☎(022)261-7660
[東　京] ☎(03)5281-3721　[名古屋] ☎(052)569-5628
[大　阪] ☎(06)6262-3215　[広　島] ☎(082)227-5668
[福　岡] ☎(092)414-9311　[編　集] ☎(052)569-5665
[流通センター] ☎(052)443-7368

・乱丁・落丁はお取り替えいたします。
・本書の無断複写複製（コピー）やデータベース化は著作権・出版権の侵害となります。
・この本に関するご意見は，ホームページへお寄せください。E-mail cs@nissoken.com
・この本に関する訂正等はホームページをご覧ください。www.nissoken.com/sgh